終結牙周病
牙籤式刷牙法

邁向不用拔牙、不必磨牙、不切除牙齦的目標

牙籤式刷牙法創始人
齒學博士 **渡邊達夫**／著
嘉義市牙醫師公會／編譯

CHAPTER 2

牙周病與牙籤式刷牙法

CHAPTER 4

人的一生，牙的一生

CHAPTER 5 爭取享受理想的牙科醫療

中文版序

讓世人終生都能用自己的牙齒享受美食

渡邊達夫
齒學博士、牙籤法創始人

非常感謝林忠毅醫師以及嘉義市牙醫師公會的各位醫師，不遺餘力催生拙著《終結牙周病：牙籤式刷牙法，邁向不用拔牙、不必磨牙、不切除牙齦的目標》（原著書名為：《抜くな　削るな　切るな　つまようじ法で歯も体も健康》）的中文版出版。

殷切期盼本書能為牙齒醫療帶來變革，尤其在日本成為全球最長壽的國家時，百歲以上的人瑞當中，有92%的人都已經沒有了牙齒，不禁令人思考這個事實究竟代表了什麼。首先是即使人沒有牙齒，照樣能夠長命百歲，既然如此，是否等於日本的牙醫對日本成為長壽國並沒有貢獻？

其次，若是放任現在的牙齒醫療繼續用同樣的心態及做法，總有一天大家都會沒了牙齒。以往身為牙醫的我們，致力在找出蛀牙或牙周病，並給予治療，所以若發現病患有蛀牙情形，就會幫病患磨掉蛀牙後填平，若發現有二次齲齒的情形，就再度磨掉後填平。換句話說，制式的做法就是先抽掉神經進行治療，之後就是拔牙，然後裝上牙橋，等牙橋又開始鬆動後，就換成假牙，直到最後牙齒全掉光為止。簡單地說，每一次的治療，都在讓牙齒慢慢消失。

同樣的情形，若是發現了牙周病，就會指導病患如何刷牙，並幫忙清除牙結石，再轉診到牙周病外科。若病情惡化了，只好切除牙齦，最後若連支撐牙齒的骨骼也失去，就幫病患拔牙，然後裝上牙橋。

我相信這種情形並非只出現在日本，而是全世界的牙醫都這麼做。難道就沒有不必拔、不必磨、不必切除牙齦的治療方式嗎？事實上只要牙醫願意，並不是沒有辦法。

百歲人瑞最想要的樂趣，就是享受美食，或許我們牙醫無法對長壽社會做出直接的貢獻，但至少能協助長壽的人，滿足他們享受吃美食的慾望，幫助高齡長者確保一定的生活品質。簡單地說，只要牙醫願意，就能幫忙創造出「讓人們終生用自己的牙齒吃東西」的社會。既然人們很不願意牙齒被磨掉、不願意牙齒被拔掉，那麼身為牙醫就該改變自己的想法，這也是本書的出版目的。

讓全世界的人們終生都能用自己的牙齒吃東西，追求這種美好社會應是所有牙醫的願望，這本著作滿懷這個願望，韓文版已經出版，如今更在一群有志之士的努力下推出中文版。由於全世界有四分之一的人口使用中文，因此本書中文版的發行格外令人振奮，所以容我再度在此向林忠毅醫師以及嘉義市牙醫師公會的各位醫師表達深深的謝意。

中文版序原文

中国語版へのはしがき

渡邉達夫

拙著、「抜くな、削るな、切るな　つまようじ法で歯も体も健康」の中国版の出版にご尽力してくれた林　忠毅先生をはじめ嘉義市歯科医師会の先生方に感謝する。

この本は、歯科医療の変革を祈って書いた。日本が世界一の長寿国になった頃、100歳以上の人の92パーセントは歯が全くない状態であった。この事実から何が言えるかを考えてみよう。まず、歯がなくても長生きできると言うことである。そうならば、日本の歯科医師は、日本が長寿国になったことにほとんど貢献していないことになる。

また、現在の歯科医療をこのまま続けていれば、みんな歯がなくなってしまうと言うこともできる。我々歯科医師はムシ歯や歯周病を見つけ、治療をしてきた。ムシ歯が見つかれば歯を削り、詰める。二次齲蝕ができるとまた削り、詰める。神経を抜き、治療する。次は歯を抜き、ブリッジを入れる。ブリッジが動いてきたらはずして、入れ歯にする。そして歯が無くなっていく。一つ一つの処置が歯をなくしている。歯周病を見つけたら、ブラッシング指導をし、歯石を除去し、歯周外科をする。歯ぐきは切られ、歯を支えている骨もなくなる。次に歯は抜かれ、ブリッジを入れる。

これは日本に限ったことではなく、世界中の歯科医師がやっていることである。歯を抜かない、削らない、歯ぐきを切らない歯科医療はないものか。歯科医師がその気になればできるはずである。

100歳の人の一番の楽しみは、おいしいものを食べることである。我々歯科医師は長寿社会にすることに貢献できなかったけれど、長生きした人々が一番の楽しみにしているおいしいものを食べることを満足させることができる。高齢者のQOLの確保である。歯科医師がその気になれば、一生自分の歯で食べられる社会を作り出すことができるのである。一般の方々が歯を削られるのが嫌だ、歯を抜かれるのが嫌だと言ってくれたら、歯科医師の考え方は変わる。この本の目論見はそこにある。

世界中の人々が一生自分の歯で食べられる社会にすることが、歯科医師の願いである。その願いを込めて、「抜くな、削るな、切るな　つまようじ法で歯も体も健康」の韓国語版はすでに発行された。今度は中国語版の発行で、中国語は、世界中の四分の一の人が日常語として使用している世界言語である。こんなに興奮することは滅多にない。再度、林　忠毅先生をはじめ嘉義市歯科医師会の先生方に深く感謝する。

專文推薦

牙籤式刷牙法，口腔照護新觀念

陳義聰
中華民國牙醫師公會全國聯合會理事長

很高興見到台灣外文翻譯出版品中，多了一本口腔保健專書。本書原為日本岡山大學名譽教授渡邊達夫所著，書中詳細介紹了他專研多年的牙籤式刷牙法，提醒讀者注意口腔健康，並將此一理念化為實踐的動力，讓大眾一生都能擁有健康的牙齒和身體，此書的出版，實為讀者的福氣。

猶記得二〇一四年，本人甫擔任中華民國牙醫師公會全國聯合會理事長沒多久，就很榮幸地在本會的年度盛事——「全民口腔健康週系列活動：牙醫師口腔保健課程」的活動中，邀請到渡邊教授擔任客座講師。渡邊教授待人和善親切，在理論課程結束後，親力親為，拿起他特別研發的小牙刷，以專門為牙周病患者設計的刷牙法（Tooth-pick method），為現場多位聽講的牙醫師進行一對一的操作體驗。看到一位老師想將畢生經驗傳授予學生，就像牙醫師抱持著「一生懸命」想要治好患者的牙周病的那種熱情，那畫面讓人感動不已。

世界衛生組織（WHO）制定西元二〇二五年之口腔保健目標，為全部人口中90％的人沒有重度的牙周疾病，但國民健康署在二〇〇七至二〇〇八年做了台灣18歲以上成人之牙周病調查，卻發現99.2％的成人有不等程度之牙周病。牙醫界十分重視民眾的口腔健康，有感於牙周病要及早防治，因此必須從治療和預防兩方面著手推動。

在治療方面，全聯會近年努力推動牙周病統合照護計畫，統計每年有上萬人接受治療。然而牙周病不會自癒，除了要及早面對，還須靠專業醫師與病患一起努力，才可以延長患牙的使用年限。

在預防保健方面，也有孕婦幼兒口腔保健等各項宣導，希望民眾皆能從小保護牙、老來不缺牙，以「預防保健」加「健保服務」雙管齊下的方式，共同為民眾口腔把關，創造三贏的局面。

希望這本書能帶給讀者口腔照護的新觀念及思惟，加深民眾對牙周照護重要性的覺知，亦多一種口腔照護的選擇方式。本人任內，一直期許全聯會要全面發展，在兼顧學術與實務、視野國際化、加強各單位溝通聯結、強化社會影響力等處下功夫。而今這本書，讓臺灣能更了解日本在推廣口腔照護上的情形，學習別人的長處，為建構一個與世界接軌、又符合我國國情的口腔醫療體系，又向前邁進一步！

最後，特別感謝嘉義市牙醫師公會以及公會理事長林忠毅醫師出錢出力，協助本書出版，在此一併表達全聯會的敬意及謝意！

專文推薦

長牙就看牙，定期看牙醫；從小保護牙、老來不缺牙

中華民國牙醫師公會全聯會口腔衛生推廣委員會主委 **黃茂栓**

根據衛福部的調查資料顯示，二〇一一年台灣1至2歲兒童齲齒盛行率為5％，但2至3歲巨幅提升到31％，足足暴增6倍之多，至6歲前兒童齲齒率甚至高達將近8成。12歲恆齒齲齒指數（DMFT）為2.5顆，比全球平均值1.67顆（二〇一一年）高出許多。研究指出，國人對於嬰幼兒學童口腔照護不足，是學童齲齒盛行原因之一。

家長必須從小教導兒童正確的口腔保健觀念，學習有效潔牙以降低齲齒率。本書作者渡邊達夫教授致力於推廣「讓人一生都用自己的牙齒享受美食」的觀念，也極力宣揚預防蛀牙的重要性。他認為兒童蛀牙預防法大致分為三種，一是使用含氟牙膏，二是減少糖的攝取量，三是溝隙封填（Pit and Fissure Sealants），這與台灣目前兒童口腔預防保健服務的策略——運用氟化物、窩溝封填、衛教及潔牙，觀念不謀而合。

在書中，渡邊教授也說明懷孕會改變口腔環境，增加牙周炎及蛀牙的發生，因此必須更加注重口腔健康，包括懷孕前作好牙科治療，懷孕期間維持良好口腔衛生，以減少幼兒日後蛀牙的機率。

此外我們也建議新手父母提早學習嬰幼兒口腔保健，建立「長牙就看牙，定期看牙醫」之正確觀念。新生兒長牙時就應該定期看牙醫，早期守護口腔健康，唯有有效建構幼兒及家長Dental Home的口腔保健概念，才能讓幼兒從小保有良好的口腔保健習慣，進而有效防範齲齒的發生。

家長們務必要謹記「兒童口腔保健觀念5部曲」：

1. 長牙就應立即看牙，並養成每6個月定期看牙醫的習慣。
2. 每天至少餐後及睡前都要使用含氟牙膏潔牙（含牙線及刷牙）。6歲以下兒童因身心發育尚未成熟，應由父母或主要照護者（如爺爺、奶奶）協助完成潔牙，千萬不要因為心軟或小朋友抗拒，疏於口腔清潔保健。
3. 均衡飲食習慣，少甜食、多漱口、不要含奶瓶睡覺，不以口餵食（避免唾液互相接觸，如共用餐具、吹涼食物等）。

4.要使用含氟牙膏（1,000p.p.m. 以上）、含氟漱口水、牙醫師專業塗氟（氟漆、氟膠）、氟錠服務。

5.窩溝封填，保護大臼齒。

牙齒的健康與整體身體健康息息相關，渡邊教授不斷強調，有健康的牙齒，到老年才能擁有良好的生活品質。在此，希望大家都能時時注意口腔衛生，擁抱美好的健康人生！

編譯序

劃時代的牙籤式刷牙法，終結牙周病

社團法人嘉義市牙醫師公會理事長
林忠毅

身為一位牙醫師，我很清楚牙縫清潔的重要性。一直以來，我都很注意對牙縫清潔的方式與工具。我個人使用過的，包括好幾年前曾出現過一陣子的電動牙籤小蜜蜂、電動手動沖牙機、還有這幾年推出的空氣牙線，當然還有最常用的牙線、牙間刷等。

臨床上，我總是不斷強調清潔牙縫的重要，也積極的推動並鼓勵患者執行，只不過我發現，包括我自己，很認真地每天執行牙縫清潔這個動作的比例並不高。歸咎原因，就是「麻煩」。這些方式的共同特點，就是都需要在刷牙以外，再使用其他工具特別對牙縫做清潔。

然而三年前在一場學術會議上，我接觸了「牙籤式刷牙法」（簡稱「牙籤法」），當場被日本黑瀨醫師以牙籤法刷了牙。刷完牙當下，強烈感覺到牙齒和牙縫潔淨清爽的舒服。牙籤式刷牙法，顧名思義就是把牙刷當牙籤的方式來操作，在刷牙的同時一併清潔牙縫。這是我對牙籤法的第一印象。

因為這個刷牙兼清牙縫的方便性，讓我產生了想要多了解這種刷牙方式和這支牙刷的念頭。之後我聯絡了日本牙刷廠商，並特別飛到日本，拜訪了牙籤法的發明者，渡邊達夫博士。

渡邊達夫教授是一位很慈祥、很認真的長者，為了推廣牙籤法不遺餘力，他有著日本爺爺的嚴謹與執著，親切有耐心的態度，讓我學習到的不只是學術上的專業，更包括身為一位牙醫師應肩負的使命。

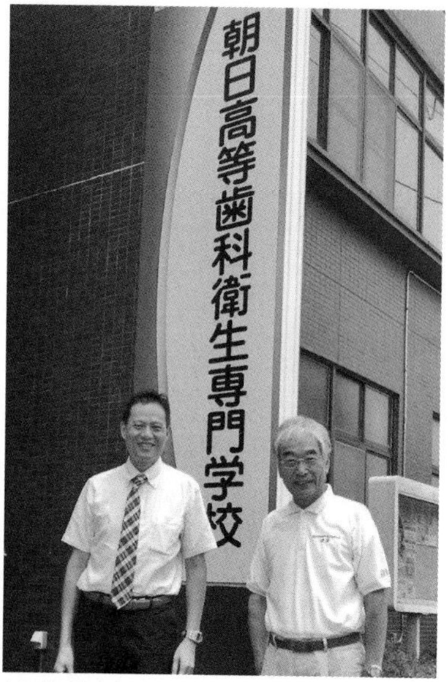

渡邊教授（右）與我的合影。

經過教授的講解，深入了解牙籤法，及其多篇實證醫學的學術報告後，才知道其實清潔牙縫只是看得到的好處之一。牙籤法更重要、真正能夠解決牙周問題的中心理論基礎，是藉由刷牙過程中，刷毛刺激牙齦促進牙齦細胞的增生，進而強化牙周對抗細菌的能力。而在岡山大學的研究團隊的努力不懈之下，從而開發出刷毛角度、長度、軟硬度等各方面最適合執行牙籤法的牙刷。我體認到牙籤法對民眾的牙齒健康具有強大且長期的效益，但在台灣卻連牙醫師也鮮少聽聞，更別說親自體驗進而推廣給民眾，因而決定將這套方法引進回台。

感謝渡邊達夫教授對我們的信任，願意把他的著作交由我們出版成正體中文版，也謝謝中華民國牙醫師公會全國聯合會，以及嘉義市牙醫師公會理監事會的支持，還要感謝原水出版社，面對「牙齒健康」這個小眾領域，仍願意出版此書。希望藉由這本書，能讓更多的朋友遠離牙周病的威脅，擁有一口健康美觀的牙齒。

前言

牙籤式刷牙法，護牙、護健康

幾乎所有的日本人堅持著每天刷牙，卻幾乎所有的日本人都患有蛀牙，這是為什麼呢？原因在於僅憑刷牙並不能達到預防蛀牙的目的。可是，多少年來人們始終喋喋不休地強調「刷牙能防止蛀牙」，說起來近乎可笑。再者，到牙醫診所、醫院洗牙，學習刷牙方法，到頭來卻仍因為牙周病發作而必須把牙拔了，人們不禁要問，難道牙周病真的治不好嗎？也許是我們犯了常識性的錯誤。事實上，百歲老人中，用自己的牙齒進食者只占4％。所以有人說，如果沿著現在的牙科治療道路繼續走下去，大家的牙齒遲早都要掉光。看來我們的牙醫們必須擺脫磨牙、拔牙、鑲牙的傳統做法，努力探索出一條不磨、不拔、不切除牙齦的治療方法。同時也希望民眾儘量不要主動要求磨牙、拔牙、切除牙齦。

老年人的最大快樂，就是如願以償地享用美味佳餚。我們希望牙醫將「80／20運動」落實在每天的行動上：鼓勵人們在活到80歲的時候仍然保持20顆以上的牙齒，一生都用自己的牙齒進食。每次從電視上看到演員的前齒鑲有陶瓷假牙，或者將牙齒漂白的現象漸漸增多，總不免憂心忡忡。而當我看到電視裡鑲有全套假牙的主播侃侃而談的時候，不禁都會感慨一番：又出了一個牙科醫療的犧牲品！我覺得，希望他們以一副自然健康的牙齒，出現在大庭廣眾面前的，不應該僅僅是我。

據說在鑲有全套假牙的人群中，失智症的患者比例較高。事實上，位於齒槽骨和牙齒之間的牙根膜組織內，有俗稱「機械性刺激感受器」的神經末梢，可以在咀嚼食物時產生反應，並且將其刺激傳遞到大腦。一旦牙齒被拔掉，機械性刺激感受器裡的神經完全退縮到顎骨內，咀嚼食物的感覺將變得遲鈍，傳遞到大腦的刺激也會漸漸消失。白鼠的牙齒被拔掉後，其模仿能力之所以下降，有可能是大腦發生廢用性萎縮的緣故。所以，牙齒是不能拔掉的。

再者，磨牙也是不應該的。牙齒一經磨刮，其壞死速度往往比蛀牙還要快。磨過的部位出現新的蛀牙，然後又磨，牙齒將在反復磨刮的過程中壞死，最後只好拔掉。我在學生時代也曾有過這樣的經歷，自己沒有察覺的一顆牙被診斷為蛀牙，磨過不久又被抽去了神經，最後不得不把這顆牙敲碎拔掉。白鼠的牙齒被拔掉以後，其模仿能力下降，而被磨的牙齒修復後，其模仿能力雖然在一定程度上得到恢復，卻無法完全復原。這種現象與鑲牙後咀嚼能力的恢復程度十分相似，與機械性刺激感受器的喪失也不無關係。因此，在磨牙的問題上我們必須謹慎再三。

導致拔牙的最大原因——蛀牙，最近逐漸減少。含氟牙膏的上市使得蛀牙的預防得以成功。拔牙的另一個原因是牙周病。如果我們能夠將牙周病徹底消除，等於朝著「一生都用自己牙齒進食的社會」又前進了一步。在治療牙周病過程中，去除牙結石和每天刷牙固然有效，問題是出現在人稱牙周外科的手術治療上。這種只顧消除病灶，不顧保持和促進牙齒的壽命與健康的做法，未免過於草率。

我所想到的治療牙周病的有效方法，始於模仿一位患者刷牙。引起我注意的是，他刷牙時將牙刷豎起來，讓刷毛插入牙與牙之間。我在大學裡一邊教課一邊研究牙周病的治療，期間，我發現刷牙時對牙齦的按摩作用，比去除牙結石、牙菌斑和牙齦手術更為有效。於是，我便走到了開發命名為「牙籤式刷牙法」（簡稱「牙籤法」）的新式刷牙法和研製電動牙刷這一步。踐行「牙籤法」以後可以改善牙齒的鬆動程度，又能消除牙齦出血的症狀和口臭現象，讓牙齒變得乾淨衛生。然而讓我感到遺憾的是，由於許多患者不知道「牙籤法」的存在，往往因牙周發炎潰瘍化膿而被拔掉了牙齒。因此，我希望讓更多的人了解「牙籤法」，一輩子都能用自己的牙齒吃東西。

距今40年前，我接受過一次牙周外科手術。隨後，牙齦出血的症狀暫時沒有了，可是後來又像原來那樣，牙齦腫起並且出血。手術只是解決了患病部位的問題，而牙周病沒有得到根本的治療。當時身為講師的主治醫也對我說：「渡邊君，我覺得很對不起你。」話又說回來，那次手術可算是當時條件下最高水準的治療了。然而牙齦畢竟是保護牙齒的組織，一旦切開，將導致牙齒功能下降，壽命縮短。列舉目前牙科醫學上存在的問題，其中包括對傳統上認定的「常識」沒有深入研究，牙科醫學的進步沒有如實反映到牙科醫療上，牙科醫務工作者的哲學理念尚未完全形成等。這些問題互相關聯，攪成一鍋粥，阻礙了人們孕育新生事物的努力。

回過頭來看看自己走過的道路，在大學的齒學部裡學過怎麼磨牙，也練過怎麼拔牙，還學習過怎麼製作假牙。我一直認為能忠實執行這一套醫術就可以成為一名優秀的牙醫。但是，患者中有不少人習慣這麼說：「我的牙被那個醫院的牙醫拔了。」一看來，這些患者對於醫生拔掉自己的牙齒並不情願。患者希望是不管怎麼治療，最好不要把牙拔掉。為了實現患者的這個願望，牙醫必須在實踐過程中把以前學過的東西不斷地進行換位思考。雖然這在實際中很難辦到，但是為了保持和增進患者的健康，我還是希望所有的同行們務必堅持付出不懈的努力。

如果牙醫能夠改變牙科醫療的思想觀念，為保持和增進民眾的健康，時時刻刻能思考一個牙醫應盡的本分，我將感到非常高興。同時我也希望我們每一個人對於牙醫的話不要照單全收，要把自己的想法告訴牙醫，和他們共同努力，達成這一輩子都用自己的牙齒進食的目標，這便是我撰寫此書的初衷。

CHAPTER 1

追求不拔牙、不磨牙、不切牙齦的目標

01 牙不能拔

動物與牙

這是發生在南非野生動物園裡的一件事。

一頭名叫布隆迪的雄獅多年來在這裡受到保護。布隆迪當初是馬戲團裡的一員，後來不能登臺演出了，就在牠將要被人殺掉的危險時刻，野生動物園的動物保護部門收養了牠。牠的牙齒早已被人拔去，原本滿口的牙齒一顆也不剩，牙齦也撕裂了。布隆迪總是不願意接近人，想必是表演馬戲的時候被人拔牙，被人抽打，與人結下冤仇的緣故。這當然不能怪牠，如果是人，當他得知自己的牙齒是被某個牙醫強行拔掉的，他也會把這位醫生看成是自己的死對頭。

動物沒了牙齒就無法生存。肉食動物在捕捉獵物時，常常用前齒將獵物緊緊咬住，待其一動也不動之後，用前齒和犬齒將肉撕開，用臼齒將肉嚼爛，最後吞嚥下去。而草食動物是用前齒攫取草和樹木的果實，用臼齒磨碎，以便充分吸收裡面的養分。野生動物失去了牙齒，等於喪失了捕食的能力，生命也就無法維持。但是，一般說來，在動物園裡由人工飼養的動物比野生動物的壽命要長，主要是因為動物園裡營養足夠，又沒有來自天敵的威脅。

從前，上野動物園裡有一匹軍馬，名叫「一文字」❶。這匹馬非常長壽，一有蛀牙便被人拔掉。於是，有人提議給牠鑲牙。從東京的牙科大學請來的牙醫替牠注射了麻醉劑，取了牙模。等假牙做好以後，又為牠注射麻醉，把牙鑲好。從此，這匹馬又能嚼東西了，身體也健壯起來。書上是這麼介紹的，是真是假，不得而知。

書裡還有張照片，馬的上顎綁有毛巾，大概是因為這匹馬已經意識到口中的異物，想把它吐出來。人在鑲牙以後需要有一個逐漸適應的過程，如果有的部位出現痛感，還可以請醫生調整。而牙科大學的這位醫生敢說這匹馬的假牙

---

❶【一文字】原陸軍贈送給上野動物園的一匹軍馬。

鑲得天衣無縫嗎？牙齒被人為拔去，這在動物世界裡屬於極端異常的事例。

拔牙的歷史

據說拔牙的做法始於史前。歷史上曾有過，將拔牙作為一種刑罰的時代，以至於今天還留有「以眼還眼，以牙還牙」的說法。

當年大英艦隊打敗了西班牙的無敵艦隊❷，自此英國從巴西進口砂糖時就不必再得到西班牙的允許了。於是，英國獲得了大量的廉價砂糖。這麼一來，患有蛀牙的英國貴族便多了起來。蛀牙在早年沒有治療方法，最終只有拔掉，讓患者從疼痛的折磨中解放出來。如果拔掉的是後臼齒還無關緊要，如果把前齒拔掉，嘴巴癟進去，一副原本姣好的面容就變成一張老人的臉了，令患者羞於見人。於是，他們把木頭削成片狀，含在嘴裡，讓嘴巴鼓起來，再到公共場合地方去。庶民之中牙疼的人也多了起來，於是便有了以拔牙為業的人。他們在街頭搭起帳篷，把牙疼的人引到裡面，為他們拔牙。當時沒有麻醉藥，拔牙業者於是煎一帖有鎮靜作用的草藥讓患者服下，然後把手風琴拉得震天價響，趁機把牙拔掉，據說是為了掩蓋拔牙時患者因疼痛難忍而發出的嚎叫聲。當時拔牙，先用鉗子把牙牢牢的夾住，然後前後左右地慢慢搖動，搖動到一定程度的時候，猛地拔出。這種拔牙方法沿用至今，只是隨著麻醉技術的進步，患者已感覺不到絲毫的疼痛。不過，在注射麻醉劑的那一瞬間，還是挺難受的。拔牙仍是一種相當殘酷的臨床處置，至今沒有改變。

牙一旦痛起來令人難以忍受。士兵在戰鬥最激烈的時候如果牙疼，有可能貽誤戰機。日本自衛隊裡也配備有專業的牙醫。聽說就連白賴中尉❸率領的南極觀測隊也有隨隊牙醫。緊急時刻突發牙痛會誤事的，所以，從平時人們就相當的注意。官兵坐在潛水艇裡正在下潛之時，如果牙齒突然疼痛了起來，潛艇

❷**【西班牙的無敵艦隊】**十六世紀，西班牙海軍打敗奥斯曼帝國，被譽為歐洲最強大的海軍。一五八八年，被英國海軍擊敗後一蹶不振。

❸**【白賴中尉】**白賴矗（一八六一年～一九四六年），秋田縣人。陸軍中尉，探險家。曾組建南極探險隊，於一九一二年登上南極大陸。

需要重新浮出水面，用直升飛機把患者送走，如果是在激烈的戰鬥中出現這種情況可就危險了。通常認為，抽搐型的牙疼是由心臟的跳動引起的，可以導致牙神經（牙髓）的內壓升高。氣壓在海裡和空中變化劇烈，牙疼的頻率也會加快，這種時候，最簡捷的處置方法就是拔牙。

人的牙齒總共有28至32顆，而人在咀嚼食物時常用的有小臼齒8顆和大臼齒8顆，總共16顆，牙齒因上下相對咬合而發揮自己的功能。概括起來說，人用上下相對的兩顆牙咬東西，假如把其中的一顆拔掉，與其相對的另一顆也隨之失去作用。簡單計算一下，等於下降了八分之一的咀嚼功能。在小臼齒拔掉的情況下，功能的降低沒有那麼嚴重，而大臼齒被拔掉，失去的功能可就不止八分之一了，甚至有人認為丟掉了三分之一。如果左右各有一顆大白齒拔掉，全部的咀嚼能力將下降50%。所以，想要保證咀嚼功能，就應該儘量保留牙齒，而不是把它拔掉。

常有人將因牙周病而鬆動的牙齒拔掉，這是錯誤的。鬆動的牙齒拔掉後鑲入假牙，並不能保證良好的咬合狀態。在年齡、性別、牙齒顆數相同的條件下，沒有牙齒鬆動的人為一組，平均鬆動5顆的人為另一組，測量其咬合力和咬合接觸面積❹，結果兩組之間沒有差別。由於咬合力和咬合接觸面積與牙齒的數量成正比，鬆動的牙齒一經拔掉，牙齒的數量減少，將導致咀嚼功能下降。即使通過鑲牙使其恢復，也不可能完全復原。所以，鬆動的牙齒不能動不動就拔，必須積極治療（見下頁表1）。

牙齒拔掉後，位於牙齒與齒槽骨之間縫隙的組織（牙周膜、牙骨質）將不復存在。牙周膜上有血管、神經、纖維母細胞❺等，能夠擔當保護牙齦健康的角色。其角色之一是咀嚼東西時，負責處理感覺問題的機械性刺激感受器❻。

---

❹**【咬合力和咬合接觸面積】**咬合力是指上下排牙齒咬合時，施加在牙齒表面的力量。第一大臼齒⑳的最大咬合力為六十五公斤。咬合接觸面積是指上下排牙齒咬合時，牙齒與牙齒互相接觸的面積，咬合正常時，接觸面積最大。

❺**【纖維母細胞】**由位於上皮底層的結締組織㉖構成的細胞。治療割傷和消除炎症時異常活躍。

❻**【機械性刺激感受器】**對壓力和震動等刺激發生反應，引起電勢，將資訊傳遞到大腦。

表 1　牙齒鬆動者和非鬆動者的比較

男：11 人，女：19 人平均值 ± 標準差

	牙齒鬆動者	非鬆動者
人數（人）	30	30
年齡（歲）	46.0 ± 16.7	46.0 ± 16.7
現有牙齒（顆）	26.6 ± 2.3	26.6 ± 2.3
鬆動牙齒（顆）	5.4 ± 6.1	0
咬合力（kg）	40.8 ± 24.1	40.3 ± 28.7
咬合接觸面積（mm^2）	13.6 ± 8.0	13.1 ± 8.6
咬合壓強（kg/mm^2）	3.0 ± 0.5	3.1 ± 0.6

資料來源：Journal of Oral Rehabilitation,26,223,1999

在性別、年齡、現有牙齒數目完全一樣的情況下，牙齒鬆動者和非鬆動者之間，其咬合能力沒有區別。因為咬合能力與牙齒顆數成正比，所以，鬆動的牙齒還是應該設法固定，而不是輕易拔掉。

這個器官相當精密，連咬一根頭髮都能有所感覺。牙齒一旦拔掉，牙周膜失去了機械性刺激感受器的功能，咀嚼產生的刺激無法傳遞到大腦，從而引起大腦的廢用性萎縮❼。試驗中，將白鼠一側的牙齒拔去以後繼續飼養，結果令人信服地證明相反一側的大腦體積縮小，細胞密度降低。難怪有人說：「沒牙的人裡失智者多。」所以，牙齒是拔不得的。

❼【**大腦的廢用性萎縮**】大腦因未使用而出現萎縮，引起大腦功能退化。

拔牙的原因

為了讓我們一生都用自己的牙齒吃東西，所以切忌拔牙！有關拔牙原因的調查資料如圖1所示。

據二〇〇〇年的調查，岡山縣的牙醫拔牙的理由，占第一位的是牙周病，其次是蛀牙。而根據一九九〇年的調查結果，蛀牙為第一位，牙周病次之。10年間，拔牙的原因發生了變化，說明因為蛀牙而把牙拔掉的情況有所減少。其理由之一是岡山縣的牙醫們保留牙齒的意識增加了。如果牙醫決心不再拔牙，那麼，我們就能夠把自己的牙齒保留得更久。

今後，我們一定要注意預防牙周病的發生，下定決心，讓我們的一生用自己的牙齒吃東西。聽說俳句大師小林一茶先生也是牙周病患者，他在51歲的時候詠過這樣一首俳句：

「木杵日漸短　沒齒之時空對飯碗　春花有誰戀」

圖 1　拔牙原因的調查結果

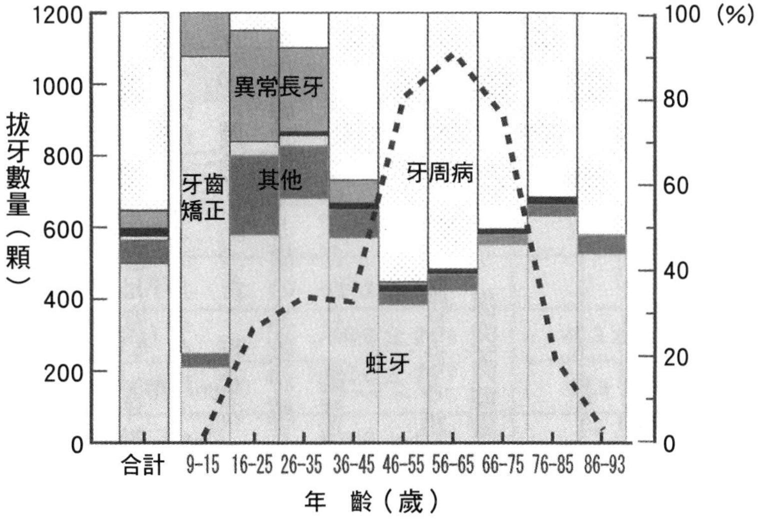

資料來源：口腔衛生學會會刊.2001

近來，因牙周病拔牙的患者最多。

拔牙時出現的問題

拔牙或者刷牙時如果出血過多，細菌趁機進入血液，會引起菌血症❽，一般不會引起感染。而身體虛弱者如出現高燒症狀，就有感染敗血症的危險。

患有菌血症以後，細菌滯留在血液裡，發生敗血症危機❾。雖然敗血症與菌血症相對罕見，然而一旦發病，將會出現發抖、發冷、體溫急劇上升，心跳加快、氣喘、血壓升高或降低等症狀。

為了預防這種病症發生，需要服用抗生素。但是，有的醫生面對稍有痛感或者口腔腫起的患者，便亂開抗生素、消炎藥和止痛藥等。不論疼痛部位，開出的藥千篇一律，甚至連續服藥一個月直到症狀消失，讓人望而生畏。過度服用抗生素存在一定的危險，並且出現導致抗生素失效的抗藥性菌，存留在人的體內。所謂危險，指的是藥物過敏，即過敏症的一種。臨床表現為血壓下降、呼吸微弱、心律不整以及皮膚發涼、出冷汗或者虛脱等。而且如果在不知抗藥性細菌存在的情況下繼續服用抗生素，將導致普通細菌的大量死亡。當體內只剩下抗藥性菌時，其勢力將更加強大，致使病情更加惡化。

有一種叫做MRSA（Methicillin Resistant Staphylococcus Aureus）的化膿菌❿便是其中的代表。這種金黃色葡萄球菌⓫對名為甲氧苯青黴素⓬的盤尼西林系列抗生素具有抗藥性。一旦感染這種病菌，抗生素將失去藥效，無計可施，最後導致死亡的病例並不少見。MRSA幾乎全部是在醫院裡感染的。例如，一位感染了MRSA的患者來到某醫院住院，護士在照護這位患者後去洗手間洗手，然後又去照顧下一位患者。結果，下一位患者也被傳染了，原因是洗手間的消毒器內殘留了MRSA細菌。這就是典型的院內感染。

---

❽**【菌血症】**指的是血液中含有細菌。

❾**【敗血症危機】**敗血症指的是細菌已經在血液定居的症狀。當白血病引起血壓過低，危及患者生命時，稱之為白血病危機。

❿**【化膿菌】**是導致化膿的細菌。其代表有黃色葡萄球菌⓬、化膿性鏈球菌和綠色鏈球菌等。

⓫**【金黃色葡萄球菌】**在顯微鏡觀察下酷似一串葡萄，故以此命名。這種細菌不僅造成食物中毒，還是引起化膿性疾患的代表性原因。

⓬**【甲氧苯青黴素】**對盤尼西林耐性菌也有效的盤尼西林系列抗生物質。

本來，洗手時應當先用清水將手沖洗乾淨，然後再放入消毒器內消毒。可是住院的那位患者省略了用水洗手這道程式，直接將手放入消毒器內，結果把MRSA帶了進去。那位護理師洗手的順序雖然正確，但糟糕的是，她將洗完的手放在遭到汙染的消毒器裡消毒，然後去照顧下一位患者。結果，下一位患者被傳染了。事情還沒有結束，下班後她把沾有MRSA病菌的護士服帶回家中，和家裡人的衣服一起洗，結果，這位護理師的兒子也被傳染了。

最近，因感染MRSA而患重度急性骨髓炎⓭的幼兒急劇增加。據說這種情況不是院內感染，傳染源在城市裡，而且與以前的病菌分屬不同的菌群。

根據這一事實，我們了解到MRSA已經出現幾種變異。可以預測，這個菌群出現在市中心，說明只要稍有外傷，任何人都有可能感染，而一旦感染又因為沒有有效的抗生素可醫，患者不得不長期住院。目前新研製的抗生素萬古黴素⓮可以擊退MRSA，然而又出現了抗萬古黴素的葡萄球菌和腸球菌⓯。抗生素的濫用促使抗藥性菌出現，我們必須充分加以注意。

老齡化社會與牙齒

上世紀八十年代，日本以史無前例的速度進入老齡化社會。老齡化社會的到來對於日本來說有值得稱道的地方。但是，如此短期內達到老齡化程度的國家在世界上絕無僅有。明治維新以來，日本一直在努力趕超歐美先進國家。為此而照單全收的引進不少先進國家的發展手段，形成了全體國民大模仿的局面。所以，明治以後的日本文化亦可稱之為模仿文化。日本還是世界首屈一指的長壽之國兼經濟大國。隨之而來的是因少子老齡造成的社會勞動人口比率減少和社會保障危機，老年人的生活品質（Quality of Life，QOL）也必須提到議事日程上來。但是，解決這個問題沒有可以值得模仿的國家，因為迅速老齡化

---

⑬**【急性骨髓炎】**是發生在骨骼中的化膿性炎症。患者骨內出現抽搐型持續疼痛。運動時疼痛劇烈，在小兒中引起假性麻痹。

⑭**【萬古黴素】**是抗生素的一種，在所有抗生素均無效時使用。它能夠阻礙細菌合成細胞壁，阻止細菌繁殖。

⑮**【腸球菌】**是腸道內的常住菌，呈球狀。

是日本特有的現象，全球找不到類似的情形可供日本參考仿效，如今已經到了必須自己想辦法自主實踐的時間點。

一九八五年，《讀賣新聞》以百歲老人為調查對象，以現在最快樂的事情為內容進行過一次抽樣調查。其結果占據第一位的是享用美食，第二位是與家人交流，第三位是有充足的睡眠，第四位是與朋友聊天。長壽老人的快樂在於享用美食上，滿足老人們這一要求，有助於提升生活品質。另一方面，百歲以上的老人能夠用自己的牙齒進食者占4%（見表2），用牙齦進食者占45%，鑲有全口假牙者占47%。用牙齦進食者和鑲有全口假牙者的合計比例為92%，意味著這部分百歲老人已經沒有牙齒了。92%的百歲老人喪失牙齒的這個事實證明，人沒有牙齒也能長壽。人類社會的進步，使得牙齒的作用也出現了變化。

表 2　百歲老人（1018 人）的口腔狀況

1971 年 2 月～ 1971 年 3 月

區分	總數	僅用牙齦	全套假牙	牙與假牙	自己的牙	不清楚
總數	100% 1009 人	44.3% 447 人	47.8% 482 人	3.6% 36 人	4.1% 41 人	0.3% 3 人
男	100% 181 人	35.4%	54.1%	3.9%	6.1%	0.6%
女	100% 828 人	46.3%	46.4%	3.5%	3.6%	0.2%

資料來源：摘自「長壽者保健營養調查結果概要」健康體力事業團

1018 人中，1009 人接受了調查，大家幾乎都是用牙齦和假牙吃飯。即使沒有牙，人也能長壽，按照目前的牙科醫療發展下去的話，活到百歲，幾乎所有的人都會沒有牙了。

以百歲老人為例，儘管有的人鑲有全口假牙之後什麼都能吃，但是畢竟還有接近半數的老人依靠牙齦進食。所以，半數的老人滿足於假牙，另有半數的老人則沒有得到滿足。調查結果表明，全口假牙的咬合力、咬合接觸面積為健康者的 10% 左右，全套假牙的功能，其恢復程度基本上沒有實現（見下頁表 3）。

表 3　在槽牙處鑲假牙的咬合能力

1971 年 2 月～ 1971 年 3 月

	牙齒健全者	牙齒搭橋者	部分鑲牙者	全部鑲牙者
人數（人）	332	84	112	93
年齡（歲）	32.8±13.6	49.1±12.8	66.5±110.1	74.6±6.2
牙齒數量（顆）	28.9±1.4	27.0±2.0	16.4±6.5	0.0±0.0
咬合壓力（Mpa）	29.7±4.2	31.0±4.9	31.1 ±8.8	34.4±12.2
咬合力（N）	488.5±282.9	393.7±253.7	173.6±168.5	54.7±41.4
咬合接觸面積（mm^2）	16.2±8.8	12.6±7.7	5.8±5.2	1.9±1.7

資料來源：Journal of Oral Rehabilitation,27,1073,2000

與健康的人相比，缺牙而做牙橋的人其咬合力只有健康者的 80%，戴部分活動假牙的人只有 35%，全口活動假牙的人只有 11%。

於是有人做打油詩調侃道：「摘義齒，嚐豆腐！」意為用牙齦吃豆腐要比用假牙吃來得香。靠假牙吃到嘴裡的豆腐已經不是豆腐的味道了，吃不出是南豆腐還是北豆腐。即使吃白水煮豆腐，也因為對溫度感覺遲鈍而失去了原汁原味的感覺。難怪有家庭婦女說，每次掉牙鑲牙後，食物吃到嘴裡的味道都有所變化。

還有一位名叫春菜均的小學一年級學生在作文裡寫道：「奶奶的牙全都掉光了。她吃飯時總是把牙摘掉後再吃，不吃飯的時候反倒把牙戴上。」春菜均同學的奶奶大概也是覺得吃飯時，還是用牙齦吃感覺更香吧。而出門時則因缺牙有礙觀瞻，所以就把假牙戴上。

假牙的不便之處還在於吃飯時會嘎吱嘎吱作響、經常脱落，口腔容易變形，外出旅行時刷牙，假牙容易裂開，說話漏風，吐字不清，吃不了硬東西等。即便是在吃麵條時，有假牙的人也常發生燙傷喉嚨的情況。平常人吃麵條或者喝茶的時候，可以和空氣一起吸入嘴裡，空氣發揮冷卻作用，所以不會燙嘴，而且還可以通過上顎感覺涼熱程度，隨時調節。但戴假牙者由於上顎已經被假牙全部擋住，自己感知不到液體的高溫，同時又沒有空氣為口腔降溫，所以食物到達喉嚨時容易出現燙傷現象。

最早使用假牙為的是外表美觀。牙齒掉後嘴癟了，看起來很不美觀，所以為了加以掩飾，人們便把木片放入口中。繼木片之後，又有人用死人的牙齒或者把象牙雕成牙齒形狀塞到嘴裡，看起來又美觀了許多。然而，用死人牙齒做成假牙費用昂貴。其後，有人又動腦筋，用鉸鏈將上下的假牙連接起來，中間再裝上彈簧。這樣一來，張嘴閉嘴時假牙也隨之上下張合。隨著技術進步，後來又製成與上顎和下顎縫隙嚴密閉合，而且不易脫落的假牙。於是，利用吸盤原理開合自如的假牙終於誕生了。據說美國第一位總統喬治·華盛頓就是全套假牙的使用者。不過，他當時的假牙還是木製的，當假牙和牙齦接觸的地方感覺疼痛時，就拿到鑲牙師那裡修理，修理期間戴上備用品。大家現在看到的一美元的紙幣上，華盛頓的嘴巴鼓鼓的，可以看出那是他安裝假牙後的形象。

這些情況都發生在鑲牙師供不應求，人們又不知道如何預防蛀牙的時代。在挪威的某個地方有個風俗習慣，女子出嫁前要把牙全部拔掉，據說是因為嫁到別人家裡不好意思因為治療牙齒而花婆家的錢。日本有部小說名叫《楢山節考》（深澤七郎著），描寫的是一位名叫阿玲的老奶奶被帶到山上之前，牙齒美觀堅固，被附近的孩子們戲稱為妖婆，她聽後非常難過，便自己撞到石頭上，把前齒碰掉，沒有門牙的阿玲奶奶終於得以揚眉吐氣，在村裡走來走去了。而在匈牙利也有類似《楢山節考》的劇情，不過，同齡的老婆婆因為牙齒掉光，而被村裡人拋棄到山裡，成了森林野獸的食餌，據說拋棄的目的是減少那些光吃飯不幹活的人口。於是，有位嘴裡還剩下一顆牙的老婆婆，為了讓兒子全家生活得幸福一些，便用絲線把自己那顆孤零零的牙拴起來，一端繫在房門的門環上，然後呼喚兒媳的名字。兒媳一開門，老婆婆的牙就被扯掉了。這樣，她就可以早點被人帶到山裡去了。無論在東方還是西方國家，都有類似兒媳拔掉婆婆牙齒的悲慘故事發生。

在日本，一位50歲的婦女因為牙周膿瘍，牙被一顆顆拔掉，最後再把剩餘的牙統統拔光，終於成了無牙老太婆了。一個月以後到牙醫那裡取牙模，原本以為下次再去的時候就可以安裝滿口的假牙了，結果竟還需要試戴模型。再過一陣子，心想：「這次應該可以安裝了吧」，滿懷期待地又去了，結果塞到嘴裡的卻仍舊是蠟質的紅蠟塊。就這麼往返數次，總算把新作的假牙安上了。於是，她愉快地為自己做了一桌可口飯菜。試著吃了一口，結果疼得咬不動。因為她聽人家說用假牙一時咬不動東西是理所當然的，於是，她忍耐著，改吃流質食物。前前後後折騰了3個月，終於把全套的假牙裝好了。再經過幾次調試磨合，總算可以有選擇地吃東西了。

這回又輪到一位60歲的男士，也是因為牙周膿瘍把牙全都拔了。事情發生在一次婚宴上。他問弟弟：「喂，達夫，幫我嚐嚐，這東西硬不硬。」弟弟告訴他：「這東西挺軟的呀！」他才敢動筷子。在眾人面前，咬不動，吃不下，又不能吐出來，一旦東西塞進牙齦和假牙之間，還必須把假牙取出來收拾。他只能選幾樣自己能吃的東西，因為當著別人的面把假牙取出來太沒面子了。這位先生遵循晚上睡覺之前必須把假牙摘掉的規定，並且一絲不苟地忠實執行，可是他又怕自己的這個舉動被別人發現，以致於從此以後就再也不和朋友結伴旅遊了。

假牙畢竟是外來之物，長時間放在嘴裡，顎骨將逐漸被吸收，上下假牙互相摩擦也導致假牙毀損，所以需要更換。顎骨為適應原來的假牙而變形，新換的假牙總是戴不習慣，適應一副新的假牙需要花費很長時間。

全套假牙裝好後，上下顎血液流通不暢。裝入假牙1周以後，血流量降至沒有安裝假牙前的60％，6週以後恢復到70％，血流量即使恢復到這種程度仍不充足。如果把假牙取出，1週後的血流量可以恢復到90％。不得不承認，全套假牙戴得太久，顎骨部位將漸漸被吸收。

很少有人對假牙的咀嚼功能恢復程度進行調查研究。日本岡山大學的宮浦等人在市區老年人俱樂部的配合下，利用薄薄一張咬合試驗紙測出用力強弱（咬合力）和牙齒之間的接觸面積（咬合接觸面積）的大小（見表3，第48頁）。戴有活動式後臼齒假牙者，其咬合力、咬合接觸面積是牙齒健全者的35％。戴全口假牙者，其咬合力和咬合接觸面積只有牙齒健全者的10％，鑲牙橋者為80％。總之，所有戴假牙者的恢復程度都沒有達到100％，這說明人工牙齒的功能恢復程度是有限的。

80／20運動

日本愛知縣豐田郡牙科醫師會在為居民體檢的同時，也進行了進食調查，以能否咀嚼醋拌章魚為判斷標準。真牙在20顆以上者回答嚼得動，而不足20顆者則回答嚼不動。結果還證明不足20顆牙的人，即使安裝了假牙也無法咀嚼醋拌章魚，這也證明了假牙的侷限性。有20顆以上牙齒的人可以吃任何東西，從這一事實出發，展開討論，由保健所負責牙齒公共衛生的醫生發起一場運動，推廣「平均年齡為80歲的日本人，至少保持20顆牙」的概念。這個運動得到了日本齒科醫師會的支持，以實現一生用自己牙齒進食為目標的「80／20運動」拉開了序幕。

擁有20顆牙齒是一個人用自己的牙咀嚼食物的最低限度。同樣，根據宮浦等人的調查（一九九九年），在保持20顆以上牙齒的情況下，牙齒的負擔與身體處於健康狀態時相比沒有變化。而不足20顆時，平均每顆牙的咬合壓力立刻上升，咀嚼時的力量負擔增大。如果牙齒負擔過重，牙齒失去咀嚼的耐力後將開始鬆動，終究逃不脫被拔除的命運（下頁圖2）。

保險假牙和自費假牙

有廣告宣稱可以通過健康保險製作活動假牙。可是有許多醫生說，用健康保險做的牙咬不動東西，還是自費活動假牙管用。沒有資料證明這種說法。健康保險假牙和自費假牙的區別，只在於健康保險假牙使用的材料是樹脂，而自費假牙則根據相應的費用選擇金屬材料。金屬和樹脂的區別在於樹脂的假牙本身比較厚，異物感強，導熱性差，但在假牙咬合能力上兩者沒有明顯區別。無論是哪一種，只要戴習慣了，效果都是一樣的。但是，還是有許多人認為保險

圖 2　牙齒數量與咬合壓力

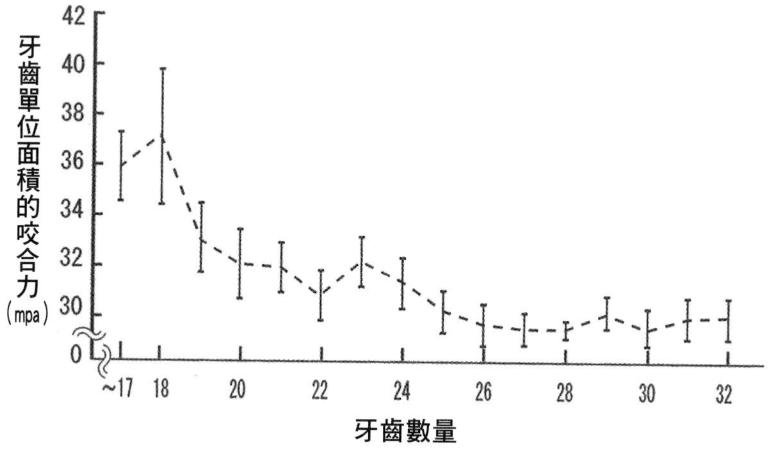

資料來源：J Oral Rehab 1, 27;1073, 2000

隨著牙齒的顆數減少，咀嚼的壓力逐漸加大，少於 20 顆時，平均咬合壓力驟然上升，咀嚼時加重了牙齒負擔。

給付的假牙不好用。自費假牙屬於患者和醫生之間的契約關係，不受國家規定限制，對於醫生而言操作方便。針對承接自費假牙的牙醫有增加的趨勢，許多有良知的牙醫勇敢地站出來宣傳，健康保險的假牙也可以達到良好的效果。

人工植牙

為了彌補拔牙後的缺陷，可以製作牙橋或者活動假牙。不過，可撤式的活動假牙具有穩定性差、咀嚼不充分的弊端。另一方面，牙橋將兩側牙齒連接起來，具有穩定性強，咀嚼效果好的優點，但是在製作時不得不把在兩側支撐的牙齒磨小。然而，磨小健康牙齒非常可惜，於是，人工植牙便應運而生，彌補了上述缺點。

人工植牙是將人工牙根植入拔牙位置的顎骨內，將人工牙齒固定在上面。為了將人工牙根（長1釐米，直徑4毫米左右）插入顎骨，需要將牙齦切開，露出剛好可嵌入人工牙根的顎骨面積。待人工牙根埋入孔內，再將牙齦縫合。待

3至6個月後人工牙根周圍長出新骨，需要再次手術，讓人工牙根露出。然後採集牙印，將牙的模型放入口中，觀察其是否合適。如果沒有問題，在植體上端將人工牙接好即可成為一個人工植牙。從第二次手術開始，通常需要2至3個月的時間。最近，人工植牙的成功率越來越高，連硬食物也可以咀嚼，使人忘記人工植牙的存在，感覺非常舒適。

當人工牙根植入後顎骨生長不夠充分時，或者重植，或者取消植牙的計畫。人工植牙即使成功，畢竟仍屬於人工器官，所以不可能像自然牙那樣具有高效咀嚼的功能。人工牙是從解剖學角度製作完成的，製作的人工牙形狀相同，與自己曾經擁有的牙齒形狀有著微妙區別。因此，植牙的數量過多，往往會出現咬合不穩或導致顎關節異常。另外，種植牙畢竟沒有機械性刺激感受器的策應，所以也就絲毫沒有咀嚼的感覺。其刺激也傳遞不到大腦神經，完全喪失刺激大腦的作用。綜合考慮這些問題，不免令人聯想起白鼠的牙被拔掉以後模仿能力下降，裝有全套假牙的人失智者較多的現象。一句話，牙還是不能拔。

02 牙不能磨

牙科應以促進大眾健康為宗旨

在考量疾病的基本理論（disease oriented concept）⑰的原點時，首先要考量的是治好疾病，讓那些來到醫院看病、脫離社會正常生活的人們儘快回歸社會，這就是所謂的「第三次預防」。這種狀況始於本人察覺到患病之後決心去醫院看病的階段，但是到了這個階段為時已晚。我們應該設法在患者本人尚未意識到自己得病之前發現病情，儘早治療，即所謂早期發現、早期治療，人稱

⑰**【考量疾病的基本理論（disease oriented concept）】**是目前醫學的主流。醫學始於治病救人。為此，歸納整理疾病種類，逐一探究疾病原因，動用精心查找其治療方法。其後，發展到研究預防方法。但是，由於過分拘泥這個方式，醫務人員只是潛心於疾病的治療，忽視了整個身心狀態發生的變化。於是，疾病沒了，而壽命則縮短了。為了有別於這種以疾病為原點的思想方法，醫學界將以健康為原點的想法做為增進健康的基本概念（health oriented concept）。

第二次預防。健康檢查的目的就是早發現，綜合體檢等方法的存在價值也在於此。然而即使在早發現階段，病情也已經出現，若在此之前無所作為也是不對的，於是便有了第一次預防的概念。

第一次預防的目的是爭取不得病。明確預防方法並加以普及，便可達到這個目的。對於人稱牙科兩大疾患的蛀牙和牙周病之預防方法，目前已經一清二楚，所以，我們不能坐等蛀牙和牙周病的早期發現和早期治療，應當採取積極的措施，防患於未然。

最近，又出現一種新的思維。它沒有以第一次預防、第二次預防和第三次預防的傳統疾病作為考慮問題的基本出發點，而是試圖將保持和增進健康作為考量的基本出發點，並且稱之為「健康促進的概念（health oriented concept）」。為了保持和促進國民健康，作為醫生，作為牙醫，作為保健師以及行政管理人員，應當積極思考自己力所能及的行動。我們首先要認清這個思想裡的健康概念。

「所謂健康，指的是肉體的、精神的和社會的良好狀態，並非簡單的沒有疾病和殘疾。」（WHO宣言）

為了保持肉體的、精神的、社會上的良好狀態，身為牙醫應當考慮自己能夠做些什麼。當他仔細斟酌「把這顆牙磨完填上，是否等於在維護患者的健康」時，他就會發現在許多情況下，牙還是不磨為好。

磨牙的後果

為高齡白鼠磨牙的試驗可以暗示不少問題。為了對其進行學習能力的比較，研究人員將磨牙的白鼠和沒有磨牙的白鼠一起放入水中讓牠們學習游泳，水槽裡安置一個白鼠的腿可以搆得到的休息台。讓白鼠每天練習4次，用一個星期的時間掌握休息台的位置。因磨過牙齒而不能充分咀嚼的白鼠，在掌握休息台位置的能力上，比沒有磨過牙的白鼠落後五分之四。這個結果表示咀嚼的好壞關係到大腦的靈活程度。更有趣的是，對因磨過牙齒而不能充分咀嚼的白鼠進行治療，使之能夠咀嚼之後，其學習能力恢復了一半，但沒有完全恢復。這種出現在學習能力上的差距，與白鼠腦內海馬迴的細胞數成正比。磨牙之後即使恢復原狀，學習能力和腦內海馬細胞也不能100％恢復。據說這是，因為天然牙齒不僅僅具有咀嚼食物的能力，而且直接影響到大腦的發達程度，其中的理由是因咀嚼不夠充分而引起的疲勞和腦內神經傳遞物質⑱減少，引起大腦障礙。拔牙後位於牙周膜的機械式刺激感受器的功能退化，使大腦失去了刺激，磨牙後不能咀嚼的牙齒對牙周膜的刺激也會減少，即便是得到治療也不能恢復如初，所以，牙不能磨。

有了蛀牙後，常見的處置方法就是鑲上金屬牙套。磨牙後取牙模，然後製作金屬牙套，其形狀是從解剖學角度製作的，和患者與生俱來的牙齒形狀不盡相同。也許是因為這個緣故，所以當測試戴有金屬牙套之前和之後的咬合力、咬合接觸面積時，得知戴了牙套之後的值偏低，這就意味著僅憑戴有金屬牙套這一點，就已經造成了咀嚼功能的下降。

牙齒修復後的壽命

觀察醫生磨牙的理由，最多的是要磨去牙與鄰牙接觸之處的蛀牙，其次是將咬合部位的蛀牙磨去。但是，實際上14歲以前的兒童，有超過半數的兒童出現在咬合部位的蛀牙被磨去，15歲以後多為牙與牙接觸部位的蛀牙。為了防止磨牙的情況出現，首先應當從預防蛀牙做起。

在牙科醫院接受過治療的牙齒，其壽命是有限的。能夠使用終生的填充物極少，樹脂填充物的壽命為5年，金屬填充物⑲為5至6年，金屬牙套和牙橋至多也只有8年左右。比如小學一年級學生的第一大臼齒⑳患有蛀牙，倘若使用樹脂填充物，5年以後需要更換，所以上中學時換成金屬的。金屬填充物的

---

⑱**【神經傳遞物質】**是大量存在於神經細胞內的物質，這些物質從神經細胞中釋放出來以後，可以將所受刺激傳遞給鄰近的細胞。

⑲**【金屬填充物】**是用來彌補磨去蛀牙後欠缺部位的固定物。將牙齒全部罩上的金屬稱之為牙冠。

⑳**【第一大臼齒】**是牙齒中最大的一顆，對咀嚼食物的貢獻最大。由於是在6歲左右長出，故又稱為六齡臼齒。

壽命是5至6年，所以高中畢業時換成金屬牙套。8年以後去除牙的神經，再換上新的金屬牙套。過了30歲的時候，將那顆被牙套罩住的牙拔掉，製作牙橋。接下來到了38歲，從兩側支撐牙橋的牙開始疼痛，或者成為蛀牙，需要重新製作牙橋。46歲左右，支撐牙橋的牙齒壞了，取下牙橋，鑲上活動式的假牙。這副假牙的壽命也在7至8年左右。鑲牙前的原有牙齒也開始鬆動，發展到逐顆拔掉的地步。總而言之，50歲鑲入活動假牙的人比較多。這部分假牙反復更換，最後需要安裝全口假牙。這就是日本人的典型模式。為什麼會形成這麼一種模式呢？這是因為儘管把蛀牙磨除了，可是沒有設法預防蛀牙的出現。治療後被磨過牙齒的旁邊又有新的蛀牙，然後再度磨。尤其是填充物和牙齒之間出現的空隙，細菌容易侵入，進一步增加了發生蛀牙的危險。牙越磨越少，最終，從拔牙發展到安裝全口假牙（表4）。

表 4　修復物是有壽命的，能夠使用一生的假牙比較少

修復物的種類	實數（%）	平均使用年數	（範圍）
高吸水性複合樹脂	433 (13.4)	5.2±3.4	(0.2-20)
前齒樹脂牙套	141 (4.4)	5.9±5.7	(0.1-25)
金屬填充物	731 (22.7)	5.4±3.8	(0.1-30)
汞合金	741 (23.0)	7.4±4.8	(0.1-35)
金牙套	562 (17.5)	7.1±5.2	(0.1-55)
牙橋	173 (5.4)	8.0±6.8	(0.1-40)
陶瓷前齒牙套	59 (1.8)	8.0±3.7	(0.3-15)
傳統金屬牙套	187 (5.8)	12.7±7.7	(2.0-40)
其他	193 (6.0)		
總數	3220	6.9±5.3	(0.1-5.5)

資料來源：口腔衛生學會雜誌，45,788,1995

圖 3　健全牙齒與鑲金屬牙套的牙齒功能喪失率之比較

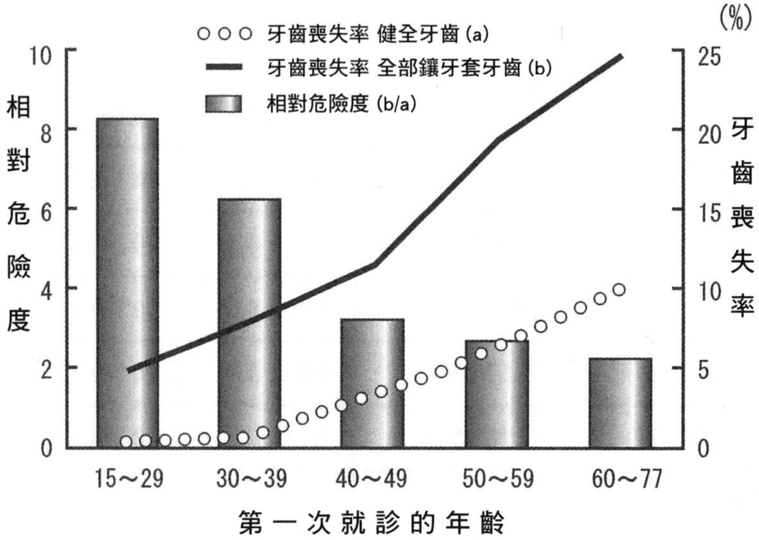

資料來源：新潟大學預防牙科

15 歲至 29 歲之間，戴金屬牙冠的牙齒 10 年後拔牙的概率高出健康牙齒 8 倍。

尤其是年輕時被迫戴上金屬牙冠的牙齒，相比之下，10年間拔牙的概率高出常人8倍之多。30歲的人戴金屬牙冠者，拔牙概率高出6倍（見圖3）。在製作牙冠牙橋時，被磨掉的是琺瑯質這種硬度最高、對有機酸抵抗力最強的組織。琺瑯質下面有稱作象牙質的比較鬆軟的組織。象牙質經過脫礦㉑處理後，基本結構鬆散且不能復原。所以，抗酸性最強的琺瑯質盡可能不要磨掉，尤其是以避免戴金屬牙冠為佳。總之，牙是不能磨的。最近一般的看法都主張盡量不磨，所以最小介入法的觀點占了上風。

㉑【脫礦】指鈣從生物的堅硬組織中溶解出來。

03

牙齦不能切除

牙齦是保護牙齒的組織

牙齦是保護牙齒的組織，如果將其切除，當然會有縮短牙齒壽命的危險。牙周病嚴重時，牙齒和牙齦之間將出現一個病變的牙周囊袋。測量牙周囊袋的深淺是衡量牙周病發展程度的標準。附著在牙齦下的牙菌斑㉒可導致病情惡化。當牙周病嚴重時，採取的治療方法是將牙齦切除，不讓牙菌斑附著在牙齦下，這項治療稱之為牙齦切除手術。牙齦切除後牙周囊袋自然不復存在。因為牙周囊袋是牙周病已經發展到嚴重程度的標誌，所以牙齦切除術是治療牙周病的有效手段，然而卻產生「切除牙周囊袋反而成了治療牙周病的目的」之誤解。然而治療牙周病的目的必須是保留牙齒，恢復牙齒的功能。如此分析，切除保護牙齒的牙齦是錯誤的。

牙周外科手術㉓的功過

切除牙齦的手術和切開牙齦去除牙菌斑的手術由來已久。對這種處置效果的評價並不理想。美國曾經對40年前接受過手術的群體和沒接受手術的群體，在牙齒保留數量上做過比較和研究。其結果證明，牙齒保持長久者是擅長刷牙的人，與是否接受過手術治療沒有關係。意思是即使接受過牙周外科的治療，也無法延長牙齒的壽命。

治療牙周病的著眼點是去除牙結石和牙菌斑。牙周病為感染所致，牙菌斑可滋生各種細菌，所以去除牙菌斑順理成章，而且牙菌斑去除以後，炎症也能夠暫時得到有效的緩解。但是，在實踐中仍然達不到徹底根治的目的。其理由包括牙結石的去除不徹底，牙菌斑清理不乾淨，引起炎症的毒素依然殘留在牙

㉒【齦下牙菌斑】積存在牙齒與牙齦之間的溝（牙周囊袋）的牙菌斑。至於齦上牙菌斑則是形成在牙周囊袋外側的牙菌斑。

㉓【牙周外科手術】牙周病的治療方法之一，旨在將牙齦切除。

齒表面等。結論是必須進一步徹底地去除牙菌斑和牙結石。因此，為了在肉眼看到的狀況下將牙結石和牙菌斑清除，可以考慮的治療方案有牙齦下刮除術及牙根整平術，或者將牙齦切開，進行牙根整平術後再次縫合（翻瓣手術㉔）。

另一方面，牙周炎是牙周組織做出的防禦性反應，是在細菌與生物體的相互作用下引起的。所以有觀點認為，在清除細菌的同時還要加強生物體本身的防禦反應能力。強化生物體防禦反應的辦法首先是刷牙，給予牙齦以適當的刺激，牙齦細胞活躍後開始增殖，然後發揮療傷消炎的作用。實際上，刷牙一段時間後牙齒不再鬆動，牙結石得到清除以後效果更佳。但是，接受牙周外科手術後容易惡化牙齒的鬆動情形。有報告指出，牙齒徹底恢復則需要兩年時間。去除牙結石後，保護牙齒的齒槽骨有所增強，而切除牙齦後牙齒將失去齒槽骨的保護，切開牙齦取出牙結石後將加快齒槽骨的消失。至於牙周外科的缺點，還包括牙齦萎縮、忌食冰冷食物、影響美觀等。人們常被牙周外科嚇倒，在沒有自覺症狀的情況下，需要切除牙齦的手術令人難以接受，但在聽了牙醫的一番說明後，患者往往不得不點頭同意，含淚接受手術。

若想成為日本牙周病學會認可的專業牙醫，牙周外科是必不可少的經歷，這個學會從上到下，對牙周外科津津樂道。以除病為本的學會組織對牙周外科持肯定態度在理論上也說得通。在「牙籤法」尚不成熟的時候，我負責治療一位被年少型牙周炎㉕困擾的患者。當時，我本人也在去除牙菌斑上下功夫，但無論怎麼處置都沒有明顯效果。與我配合的牙科衛生員建議說：「醫師，既然總是治不好，不如改做牙周外科手術見效快，您說呢？」而且她還為患者介紹了另一位醫師。一年以後，那位患者又來找我看牙。這時候，那位患者的牙齦被切除，由於牙齒鬆動，只好用鐵絲五花大綁把牙固定（見照片1），其中有幾顆牙已經拔掉。為了治療牙周炎，結果失去了好幾顆牙，如果我當初堅持自己的療法，就不會出現這種情況了。

㉔【**翻瓣手術**】是牙周外科手術之一，將牙齦翻開，去除牙結石和牙菌斑之後，再將牙齦縫合。

㉕【**年少型牙周炎**】牙周炎隨年齡增長而增加，但偶爾也見於小學生患有重度牙周炎，年少型是其總稱。

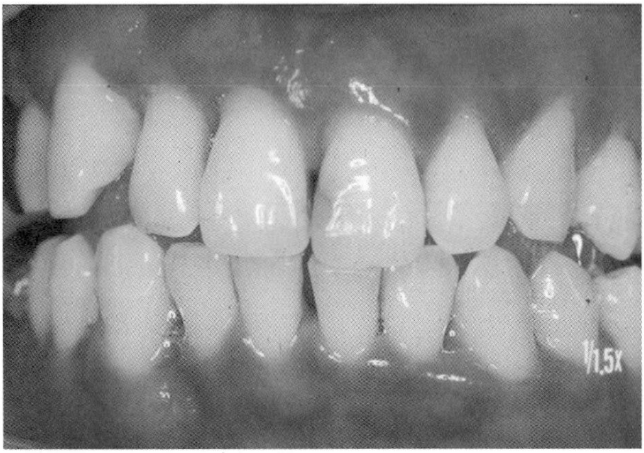

照片 1.1　牙周外科手術前

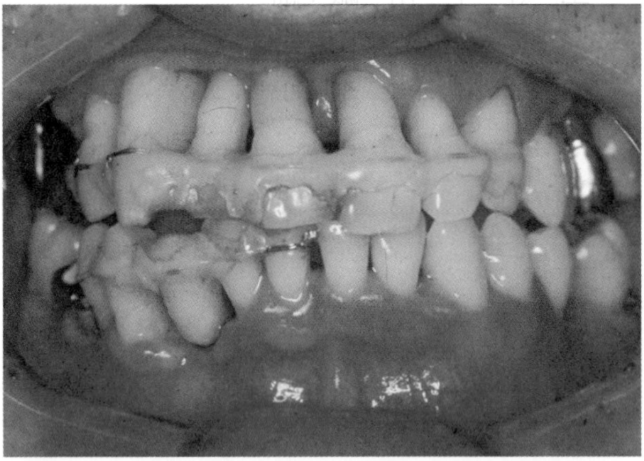

照片 1.2　牙周外科手術後發病的部位被徹底切除，保護牙齒的牙齦幾乎全部失去，牙還是被拔掉了。

關於牙周外科的功過，社會上褒貶不一，而在牙科內部受到好評的病例不多，對牙周外科的整體評價也鮮為人知，沒有人做過療效分析。近50年來，這種處置方法一直沿用至今。

牙周組織再生術

人體受傷後首先要儘快讓上皮細胞再生，防止感染，然後及時恢復齦瓣結締組織㉖。牙周外科也是如此，牙齦上皮細胞率先附著於牙根面，形成長連接上皮，發揮了將牙齒驅逐出去的作用，結果牙齒自己就掉了。為了使失去的牙周圍組織得到恢復，需要暫時阻止上皮的侵入，為牙齒組織的再生爭取時間。於是，使用再生膜阻止上皮入侵，等待結締組織修復，骨質再生，然後再讓上皮增殖。這種方法便是牙周組織再生術。

㉖**【結締組織】**是位於上皮底層的、除去肌肉組織和神經組織以外的組織。

雖然這是最新亮相的治療方法，但其實，在去除牙結石和牙菌斑後待其自然治癒的這一點上，並沒有變化。

CHAPTER 2

牙周病與牙籤式刷牙法

01 牙周病

什麼是牙周病

日本50歲以上的人多有牙周病，所以稱其為「國民病」也不為過。牙周病包括牙齦炎和牙周炎這兩個方面。發炎局限在牙齦部位的是牙齦炎，多為牙齒與牙齒之間的牙齦紅腫（照片2.1），年輕人如果遇有刷牙出血的情況肯定是牙齦炎。牙齦炎惡化後發展成牙周炎。若牙齒與牙齦之間的縫隙（牙周囊袋）深度超過3釐米，或者X光檢查發現齒槽骨被吸收時可診斷為牙周炎，以區別於牙齦炎。牙周囊袋的深度超過4釐米時的牙周炎，出現牙齒與牙齦之間化膿，牙齒開始鬆動（照片2.2），疲勞和感冒時伴有牙齦腫脹，發熱，嚼東西時有痛感等症狀，最後一拔了之。但是，即使牙齒被拔掉，也不能說牙周病已經完全治癒。

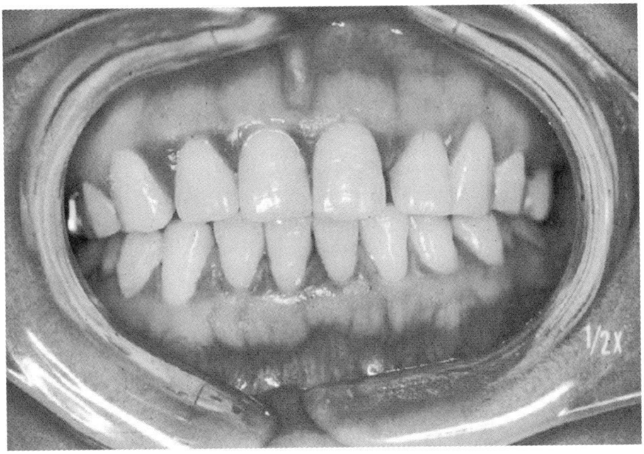

照片 2.1　牙齦炎：牙齒與牙齒之間的牙齦紅腫。

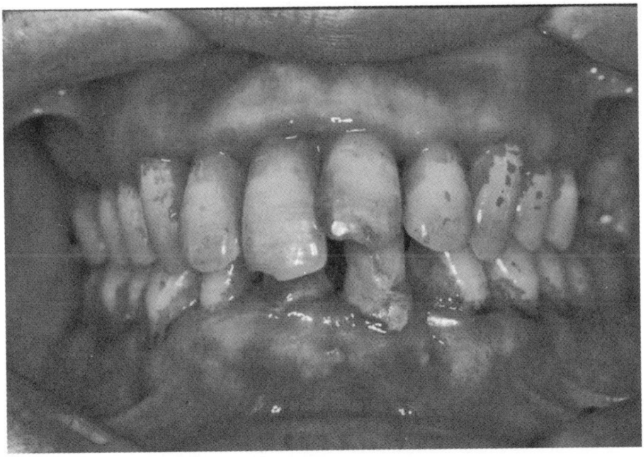

照片 2.2　牙周炎：牙齒突出，可看到牙與牙之間的縫隙，還可以看到在下面門牙的根部有乳白色牙齦邊上的牙結石，右下牙的根部有褐色的牙齦邊下牙結石。

牙周病屬於細菌感染症，其感染源的細菌大致有5種。黏附在牙齒上的細菌同時也附著在牙齦的細胞表面。牙齦的新陳代謝旺盛時，即使有細菌入侵，牙周囊袋也不會感染。這是因為牙周囊袋內的上皮細胞剝落時，可以完完全全地將附著在牙齦表面的細菌帶走，其牙齦下部又有乾淨的新細胞誕生。但是，如果新陳代謝處於低落時期，細菌繁殖加快，細胞內和細胞與細胞之間將有細菌趁虛而入。這時候，牙齦的免疫力將發揮作用，引起發炎。牙周囊袋上皮的新陳代謝趨緩時，滲出液增加，牙周細菌獲得這個營養源後大量繁殖，所釋放的毒素毒性很大，能夠徹底破壞牙周組織，導致發炎步步深入。

牙周炎的症狀

牙齦炎通常表現為牙與牙之間的牙齦紅腫，相連的幾顆牙同時發生。刷牙時雖然牙齦出血，但沒有疼痛等自覺症狀。這種症狀常見於高中生以上的人群，國中生也有輕度牙齦炎發生。

牙周病發作時牙齦的痛感屬於急性症狀，隨後便開始紅腫。急性牙周炎並不常見，大部分有一個緩慢的感染過程，沒有自覺症狀。一旦出現牙齒鬆動或者口臭等症狀，說明病情已經相當嚴重了。牙齒鬆動後咀嚼硬的東西時感覺疼痛，難以進食。發展到最後，牙齒便自然脫落。

刷牙時牙齦出血，是因為牙齦的上皮處於破裂（潰瘍）狀態，牙周囊袋裡的細菌連同其毒素容易進入體內。由於牙周病原菌帶有大量菌體毒素，牙齦細胞發現這種菌體毒素㉗後便將白血球吸引過來。白血球分泌出的活性氧（過氧化物）開始殺菌，吞噬細菌的屍骸。同時，免疫抗體集中在這個部位上，以防止細菌向縱深方向入侵。在這個階段，從牙周囊袋裡出來許許多多的白血球。在一般情況下，細菌與宿主的白血球勢均力敵，但是，當人體遇到疲勞或感冒的時候抵抗力下降，免疫力失衡，形勢有利於細菌一方，牙周病的病情將加重，開始出現抽痛的感覺和化膿的症狀。細菌感染加上牙齒鬆動，牙周病將急劇惡化。

㉗【**菌體毒素**】是位於細菌（革蘭氏陰性菌）細胞壁的糖脂質，是引起發炎的原因，亦稱為LPS（lipopolysaccharide）。

牙齦出血

人在跌倒後往往出現瘀青，此為內出血現象，所謂出血指的是血液從血管中流出，但是，這僅僅是內出血，是在皮膚沒有破裂狀態下的出血症狀。牙齦出血則屬於外出血，這時的牙周囊袋上皮已經破裂（潰瘍），即在牙齦的出血部位形成潰瘍。據說牙周病嚴重者的潰瘍面積總和大如掌心，身體出現面積如此之大的潰瘍本身就是一種異常現象。牙周囊袋內藏汙納垢，與上皮的外傷接觸後容易導致化膿狀態。如果在心臟血管中發現有牙周病原菌的情況，可以懷疑細菌已經從牙周囊袋的潰瘍部位進入了血液裡。

刷牙時發現牙齦出血是由發炎引起血管脹裂，紅血球輕易從血管流出造成的，再加上這個部位受到機械性刺激，所以引起牙齦出血。出血後毛細血管立刻收縮，以阻止血液流到血管之外。但是，如果超過一定時間，發炎反應之一便是毛細血管再度擴張，在下一輪的刺激下繼續出血。另一方面是增加了機械性刺激，血管的內皮細胞和上皮細胞也在繁殖，發炎得到控制，刷牙時不再繼續出血。牙齦出血也沒有關係，仍可以繼續堅持刷牙。但是，這並不是要大家把牙非要刷到出血為止，也並不是故意要求牙齦出血。心腦血管疾病的患者和服用抗凝血劑㉘的患者，刷牙時也不必擔心牙齦出血，只要毛細血管的收縮功能正常，這種出血是可以簡單止住的。

牙結石

治療牙周病的處置方法主要是去除牙結石。牙結石去除後，牙周病症狀暫時得到緩解，但以後還會復發。所以說，去除牙結石並非根治牙周病的方法。

牙結石有兩種，一種是在牙齦上形成的齦上牙結石，也叫可見性牙結石，一般覆蓋在牙縫、牙冠、牙根部，肉眼能看到；另一種是形成在牙周囊袋裡的

㉘**【抗凝血劑】**可抑制血液凝固的藥品。常用於血栓症、心肌梗塞、腦中風等，有Warfarin（Coumadin；可邁丁）和肝素。

齦下牙結石，叫不可見性牙結石。齦上牙結石呈白色或者淺黃色，由牙菌斑凝固而成，所以表面粗糙，初期用牙刷就可刷掉。在牙刷沒有刷到的地方，牙齦得不到有效按摩，牙菌斑去除不淨，易引起牙齦發炎。所以，我們在刷牙時要注意防止齦上牙結石的形成。只要我們認真刷牙，齦上牙結石的問題是可以解決的。市場上還出售一種專門去除牙結石的漱口液。其實，只要牙刷到位，牙結石也就無法形成，在普通牙膏裡已經含有與漱口液基本相同的成分，所以漱口液的使用價值並不大。

齦下牙結石是牙周囊袋裡的牙菌斑鈣化的結果。到近代，齦下牙結石已經可以剔除，牙周狀態便暫時得以改善，所以一般認為牙結石是導致牙周病的元兇。齦下牙結石呈黑色，這種黑接近紅血球中的鐵分氧化後發黑的顏色，因此可以得知齦下牙結石出現後會引起該部位出血。由於出血或者發炎的地方有齦下牙結石生成，所以也可以這麼認為：齦下牙結石並非牙周病的病因，而是患有牙周病的必然結果。

將齦下牙結石視為牙周病病因的觀點，已經有上百年的歷史，現在的牙科保險醫療機構依然沿襲這個觀點。因此，在醫療保險體系裡，去除牙結石或者將牙齦開刀取出牙結石的治療屬於醫療保險的範圍。牙醫有義務按照保險制度進行治療，而採取其他方法則沒有收益。

—小常識—
營養與疾病

日本之所以成為世界第一的長壽國，是因為衛生狀況得到改善，還有營養充分，身體抵抗力強。細菌無處不在，人隨時都有被細菌感染的危險。但是，身體抵抗力弱的人容易生病，抵抗力強的人不易生病。對於在世界上一時興風作浪的 SARS（嚴重急性呼吸道症候群 ㉙），日本基本上沒有人感染。距離患者 1.5 米以內，SARS 的感染率驟增。近年來乘坐飛機旅行的需求增加，與外國人接觸的機會也多了。於是，人與人近距離長時間接觸的機會與日俱增。儘管如此，日本人也沒有出現大規模傳染的情況。這是因為日本人營養到位，新陳代謝旺盛，即使病毒附著在上皮細胞上，病毒將隨著上皮細胞不斷剝落，所以不會受到傳染。

㉙ **【SARS（Severe acute respiratory syndrome 嚴重急性呼吸道症候群）】**非典型的肺炎病毒感染症，伴有高燒超過 38 度，咳嗽、呼吸困難等肺發炎狀，2002 年在中國廣東省初次發現。

化膿

膿是由白血球、細菌和組織液生成的。牙齦出血的部位由於上皮發生潰瘍，牙周囊袋裡的細菌為了得到營養素而輕易進入組織內。白血球立刻將細菌層層圍住，阻止細菌侵入體內，同時釋放出過氧化物殺菌並將其吞噬。與細菌作戰的白血球雖然可以被人體吸收，但是，由於白血球數量過多，形成了膿，積存在一起。當痛感得到醫治後，膿便從牙周囊袋裡流出。膿流出的通道如果處於閉塞狀態時，膿將滯留在皮膚內形成膿包。這個膿包如果置之不理，膿將衝破上皮流到體外。

從前，當人受傷的時候經常出現化膿情況，而最近比較少見。這跟消毒藥進步有關，同時也與國民營養狀況好轉、對細菌感染的抵抗力明顯增強有很大關係。

治療牙周病的歷史

我們知道早在一九〇〇年前後，已經有了透過去除牙結石改善牙周膿腫的做法。明治時代的牙科廣告已經出現去除牙結石的內容。為了治療牙周囊腫而去除牙結石的處置方法，已經延續了一百多年。儘管同樣的治療方法持續一百年之久，但是，患者還是沒有免除因患牙周病而牙齒被拔的遭遇。思前想後，只因傳統的治療方法沒有奏效。每隔三個月或者半年就要請患者到牙科醫院去除一次牙結石，這種醫療方法已經到了非改不可的時候了。

大約在一九四〇年，牙周膿腫這種疾病出現在口腔不衛生的人身上，因為每天堅持刷牙的人患有牙周膿腫的人不多，當時的人們已經知道，養成刷牙習慣可以改善牙周膿腫的症狀。牙醫們相信治療發炎需要氧，所以應該增加牙周組織中的氧分，設法讓血液充足起來。於是便想出了透過按摩牙齦促進血液循環，為牙周組織提供更多氧分的刷牙方法，包括貝氏刷牙法㉚和按摩刷牙法㉛。一九六〇年以後，以去除牙菌斑為目的的刷牙方式，則以牙周病療法的病因去除療法為理論基礎，而被廣泛推廣。

上個世紀五十年代，曾經有過這麼一個實驗，將每天認真刷牙而且沒有牙齦炎的學生組織起來，讓他們停止刷牙（圖4）。實驗中，學生停止刷牙後牙菌斑積存，兩三天後出現發炎。兩周以後牙齦的發炎明顯加重。第15天重新開始刷牙，牙菌斑去除乾淨後一兩天，發炎消失。牙菌斑積存引起的牙齦炎，在牙菌斑清除後消失。實驗者從中得出的結論是牙菌斑為牙齦炎的病因，於是，理論上應該徹底去除牙菌斑，這就是現在治療牙周病的根據。但是，即使這樣治療，療效也難以提高。完全去除牙菌斑和牙結石非常困難，假使可以做到，也要坐等自然治癒。在傳統的牙周病治療中，缺乏一種活躍牙齦細胞、促進牙周病治癒的指導想法。

圖 4　刷牙對清除牙菌斑和防止牙齦炎產生的效果

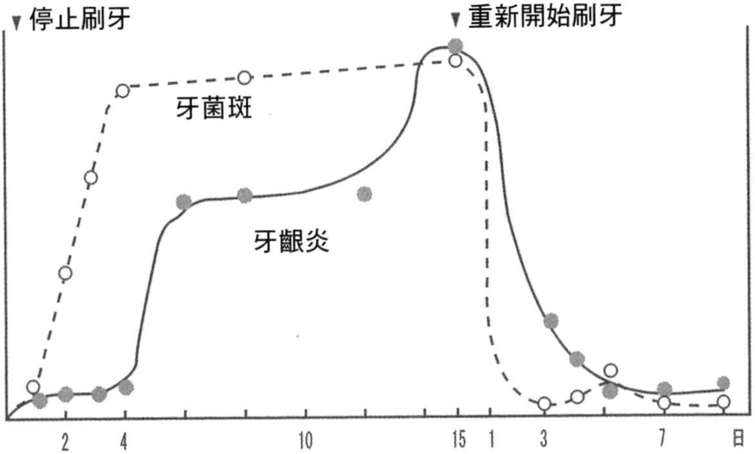

資料來源：Theilade, et al., 1966

從停止刷牙後的第 1 天起，牙菌斑開始積存，4 天以後基本達到高峰。牙齦炎從停止刷牙後的第 5 天開始出現。15 天以後重新開始刷牙，牙菌斑迅速得到清除，牙齦炎從清除後第 3 天開始逐漸好轉。

治療牙周病的傳統方法，是先用牙菌斑顯示劑將牙齒染紅，顯示出牙刷沒有刷到的部位，對刷牙方法進行指導。其次，檢查牙周囊袋的深度和牙齦出血的程度，去除牙結石。去除牙結石的一個療程結束後，再次檢查牙周囊袋的深度和牙齦出血情況，然後再一次仔細去除牙結石，使牙根變得光滑（刮磨牙根表面）。這個療程結束後，再進行第三次檢查，對牙周囊袋沒有得到改善的部位採取切開牙齦，再次去除牙結石並對牙根表面進行光滑處理（牙周外科）。這就是牙周病治療的基本流程。在「牙周病的原因是牙菌斑」的治療思路下，以去除牙菌斑和牙結石為主要目的，變換手法，反復進行同樣的處置，即所謂原因去除法。

如果遇有牙齒鬆動的情況，便採取與相鄰牙齒固定的方法；牙齒長出並與其對咬牙的牙齒造成咬合干擾時，磨去干擾部分；牙齦腫脹積膿時，將牙齦切開放膿；偶爾因牙齦萎縮而導致牙根表面露出，雖不屬於蛀牙，但對冷熱的東西極度過敏，甚至抽痛不止時便用根管治療，俗稱「抽神經」。這一系列的治療特點，是哪個部位有症狀就處置哪個部位，即所謂「症狀療法」。

原因去除法和症狀治療法的根本目的都是消除疾患，但是，去除病徵並不等於健康，正所謂治標不治本。牙周病雖治癒，牙齒卻搖搖晃晃或者沒有保住。消除疾患是重要的，但是，我們還應當從確保健康生活這個思考問題的基本點出發，考慮對待疾病的具體方法。選擇基於為治療後的健康著想的醫療法，對於今後牙科醫療事業的發展來說，是一個不可忽視的重要問題。

人們很早就知道刷牙對抑制牙齦發炎的效果明顯，便把精力集中在去除牙菌斑上，不斷探討去除牙菌斑的最佳刷牙方法。有一個時期，使用的是硬毛牙刷，推崇旋轉式刷牙法（編註：指用牙刷側面緊貼牙齦，邊轉邊刷）。試驗結果顯示，採用這種方法的時候牙刷的刷毛越硬，牙菌斑的去除就越徹底。但是後來發現這種方法容易導致牙齦萎縮。反省的結果，如今使用貝氏刷牙法和洗滌

---

30 **【貝氏刷牙法】**刷牙法之一，由C.C.Bass（美國）發明。刷由時將刷毛抵住牙齒和牙齦交界處，震動牙刷，對牙齦進行按摩，據說能有效防治牙周病。

31 **【按摩刷牙法】**刷牙方法之一，由P.R. Stillman（美國）發明。刷毛抵住牙齦，旋轉刷柄的同時，將刷毛朝牙齒頂端移動，目的在於按摩牙齦。

（Scrapping）刷牙法㉜去除牙菌斑者成為主流。

牙周炎是由身體對來自外部的刺激（細菌的毒素）作出反應引起的，與其說是發炎，不如說是身體正在發揮驅逐細菌毒素的作用。這種作用可以阻止疾病的發生。牙周病有時迅速惡化，有時相對平穩，然後再次迅速惡化，隨後又進入相對穩定的階段，循環往復。症狀急劇惡化時，往往是身體感冒或者疲勞的時候，身體的抵抗力一旦下降，牙齦就容易紅腫並時常伴有痛感。當牙齒因支持組織破壞，開始鬆動之時，便是病情迅速惡化的開始。為了阻止病情惡化，必須有一副戰勝細菌侵襲的強壯牙齦。抵抗力越強，即便有少量的細菌毒素入侵，也不會輕易生病。抵禦細菌的第一道防線當屬上皮，上皮如果健康完好，就不會出現化膿症狀，否則，化膿部位的上皮必有潰瘍出現。上皮的防禦能力如果不足，白血球和免疫球蛋白㉝開始作用於上皮內側，於是出現疼痛、紅腫、發燒等症狀。

加強牙齦抵抗力的最好辦法是刷牙。在刷牙的機械刺激下，牙齦細胞開始活躍、繁殖，促進上皮細胞的新陳代謝，加強對細菌感染的抵禦能力。纖維母細胞的增加既可以達到消除發炎的目的，又修復了牙周組織。但是，對於刷牙時容易出血的人，由於與牙菌斑的細菌團塊接觸的牙周囊袋上皮發生潰瘍，細菌容易進入血液。所以，如果刷牙時牙齦出血，應當考慮為菌血症。

口腔內細菌的毒性

東京醫科齒科大學齒學部病理學教室，口腔病理專業的秋吉正豐醫生指出，口腔內的細菌毒性並不大，只要有正常的抵抗力，就不會有疾病發生。秋吉醫生用絲線將白鼠的舌頭捆住，阻止血液流通。結果在第一天，細菌侵入舌尖部位。到了第三天，舌尖部位的細菌數量有所增加，但是，沒有繼續侵入到

㉜【**洗滌刷牙法（Scrapping）**】將刷毛成直角抵住齒面，讓刷毛微微顫動，以去除牙菌斑為目的。

㉝【**免疫球蛋白**】指抗體，與細菌、病毒等結合後生成複合體。這個複合體被巨噬細胞吞噬後排出體外，是脊椎動物抵禦感染的主要結構。

結紮㉞後的部位。結紮部位聚滿了白血球，有效阻止了細菌的進入。從結紮部位的舌尖脫落，傷口完全癒合。

由於結紮的緣故，舌尖部分血流不暢，預防感染的作用得不到充分發揮。其餘的部位雖有口腔常住菌侵入，但是，細菌沒能侵入血液暢通無阻的舌體部位。而且，白血球越是集中，細菌就越是難以入侵。結論是，與生物體的防禦能力相比，口腔常住菌的攻擊力不大。

牙周病的初發階段，是由組織破壞能力並不強大的細菌引起的，所以一般說來，如果牙齦的抵抗力發揮正常，是不會患有牙周病的。因感冒等原因致使身體抵抗力下降的時候，容易受到細菌的攻擊。即便是這種時候，如果牙齦上皮完好也完全可以頂住。所以，我們應當本著有備無患的態度，積極採取適當的刷牙方式，將牙齦鍛煉得更加健壯。

牙周病的風險因子

牙齒周圍總有細菌存在，這些細菌黏附在牙齦上皮細胞上。由於上皮不斷剝落，黏附在剝落細胞上的細菌也會隨唾液吞下去。牙齦的健康正因為有了上皮細胞的剝落，而得到了有效的保護。當人體的健康狀態不佳、過度疲勞、營養不良等時候，新陳代謝遲緩，帶菌的細胞不再剝落，細菌將侵入上皮內部或者細胞的間隙裡。當牙齦細胞感知細菌的入侵後，為了將白血球召喚過來，便分泌出細胞因子㉟這種化學物質。聚集而來的白血球的數量增多，引起發炎。牙齦上皮變得脆弱，血液成分游離㊱到牙齒和牙齒之間，牙周病原菌開始滋生，生物體的防禦功能下降，發炎加劇，從牙齦擴散到牙周組織，將身體拖入牙周病狀態。

㉞**【結紮】**用絲線用力打結，阻礙血液向前流通。
㉟**【細胞因子】**從細胞分泌出的蛋白質，作用於特定細胞。最初發現的是干擾素。
㊱**【游離】**細胞內的顆粒物等來到細胞外，或者白血球跑到血管外。

細菌是牙周發病的必要條件。牙齦上皮細胞的新陳代謝如果正常，並不會引起感染。因此，致使細胞新陳代謝降低的因素均為牙周病的風險因子，其中包括吸菸、糖尿病、高血脂症、愛滋病和骨質疏鬆症、精神疲勞等。

關於牙周病與吸菸的關係，一般認為是尼古丁和一氧化碳、氰化氫等物質的影響。對由此引起的血管結構變化、體液性免疫系統[37]和細胞因子和分子黏著[38]等有一定影響。吸菸成癮的人牙周病惡化速度是常人的兩倍，喪失牙齒的危險高出2至4倍。另外，試驗結果證明，戒菸後牙周病的惡化程度可以控制在非吸菸者的水準上。儘管戒菸並不容易，但我還是希望吸菸者反復試試。

牙周病與全身疾病

從過去到現在一直有這麼一種說法，糖尿病病人容易患牙周炎，並且難以治癒。最近又有人說，患牙周病的人糖尿病容易惡化，而且糖尿病也更加難治。除了糖尿病以外，牙周病為風險因子的疾患還有以心內膜炎[39]為代表的心臟疾患、肺炎、低體重出生兒和早產等。

患有糖尿病以後對細菌感染的抵抗力下降，易患牙周病，而且不利於牙周病的治療。同時患有糖尿病和牙周病的人，首先應當治療糖尿病。糖尿病得到控制以後，牙周病的治療效果也將隨之提高。有一位50歲的醫生連續幾年接受牙周病治療，牙齦紅腫和流膿的症狀反復出現，我也覺得已經無計可施。但是，這位醫生申請開業時接受體檢，查出糖尿病，開始接受胰島素治療之後，牙周病的症狀立刻有了好轉。

住院接受治療的一位糖尿病患者，兩周內4次來到牙科，請精通「牙籤式刷牙法」的專業刷牙師為其執行刷牙㊵，牙齦出血部位由原來的80％，下降到

㊲**【體液性免疫系統】**經由辨識細菌的抗原後產生抗體的途徑。

㊳**【分子黏著】**指的是細胞表面的分子與黏著分子之間的互相粘合。

㊴**【心內膜炎】**發生在心臟內膜的發炎，伴有心臟雜音、發熱、貧血、淤血性心力衰竭等症狀

㊵**【專業刷牙師的刷牙】**刷牙通常是自己動手，但是為了讓患者掌握難度較大的刷牙方法，提高刷牙效果，會由牙醫或口腔衛生士直接為患者刷牙。最近以日本為主開始普及。

10%，4厘米深的牙周囊袋原來占到40%，現在歸零了，還有，5顆動搖的牙齒減少到兩顆。這個例子一方面證明去除牙菌斑牙結石的重要性，另一方面也說明刷牙的按摩效果相當明顯。

在同時患有糖尿病和牙周病的患者中，有幾位在治好牙周病以後，糖尿病也有所改善。有報告說，糖尿病最具特徵的糖化血色素HbA1c㊶得到了改善。這表明牙周病是糖尿病的風險因子之一。可以認為，在牙周病原菌的感染下，牙齦細胞分解出來的各種細胞因子對肝臟和胰臟等產生不良影響，隨著牙周病的治癒，細胞因子減少，糖尿病的症狀也就有所改善。雖然僅憑細胞因子還不足以說明牙周病與糖尿病的關係，但是，如果把活性氧的作用也考慮進來就不難理解了（圖5）。多核白血球㊷集中到細胞因子形成的局部產生活性氧，這種活性氧通過血液輸送到體內各個內臟器官後，引起功能障礙。

有人從心內膜炎患者的血管中檢測出牙周病原菌，所以懷疑心內膜炎是由這些細菌引起的。然而這類病例的報告目前較少，與其懷疑它們之間的內在聯繫是由牙周病原菌引起的，不如說與活性氧有關的解釋更具說服力。

在動物實驗上顯示出多方面的資料。將菌體內毒素（LPS）和蛋白酶植入白鼠的牙周囊袋裡，能夠引起實驗性牙周炎。岡山大學的年輕研究人員發現這些白鼠的肝臟出現紅色斑點，是脂肪肝。人們都知道酒精性脂肪肝炎常見於過量飲酒者，而這隻白鼠滴酒未沾，卻患有脂肪肝炎，應該是非酒精性脂肪肝炎（NASH）。這個現象可以懷疑為牙齦細胞對菌體內毒素做出反應後釋放細胞因子，聚集多核白血球，白血球釋放的活性氧運行到肝臟，致使白鼠得了脂肪肝。相反的，在白鼠的飼料裡添加酒精餵食後引起脂肪肝炎，這是多核白血球聚集於肝臟之後引起的發炎。酒精性脂肪肝炎的形成，懷疑是活性氧釋放後遊遍全身的結果。

---

41 **【糖化血色素 HbA1c】**糖化血色素的一種，糖化血色素測定比較能代表一個人長時間血糖控制的狀況，是糖尿病治療中控制血糖的一項指標。

42 **【多核白血球】**白血球的一種，亦稱為「中性粒細胞」。殺菌性強，貪食，具有去除細菌等的作用。抑制感染的作用明顯，而有時也能引起組織障礙。

圖 5　菌體內毒素（LPS）與活性氧、膽固醇的影響

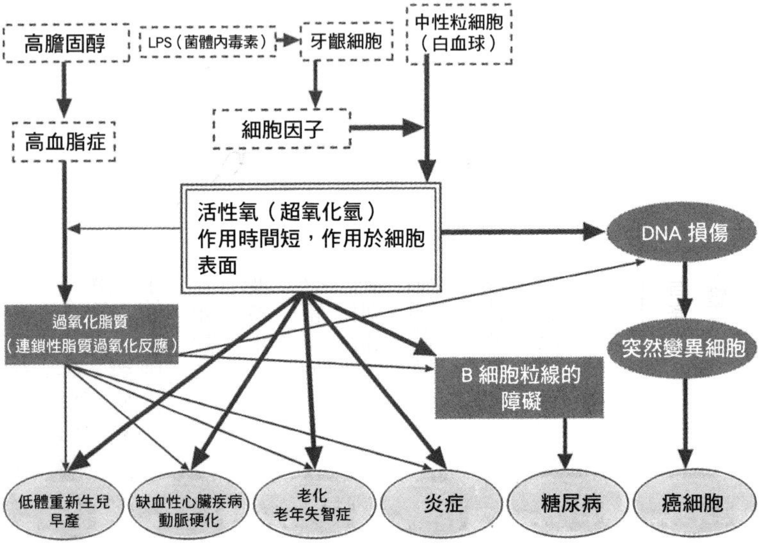

資料來源：新潟大學預防牙科

牙齦細胞在牙周病原菌 LPS（菌體內毒素）的作用下，開始分解出細胞因子吸引白血球。多核白血球通過釋放出活性氧殺菌，剩餘的活性氧經血液輸送到全身，給各類內臟器官帶來障礙。患有高血脂症的人產生過氧化脂質，慢慢接受過氧化物的作用。

活性氧

活性氧指的是化學性質活躍的含氧原子，具有強大的氧化作用。活性氧是維繫生命不可缺少的因素。為了使利用氧的生命體能夠高效獲得能量，線粒體內產生的電子傳遞系統㊸發揮了非常重要的作用。肺部吸收的氧透過電子傳遞系統反復轉化為活性氧，最後變為水。白血球可以生成活性氧，分解細菌、病毒等對病原菌和生物體有害的物質。但是，活性氧過度增加，溶解或者刺激正常細胞後將製造出各種麻煩。例如助長癌細胞的發生，而糖尿病、心腦血管疾病、老化、發炎等也是由活性氧引起的。

血脂症㊹患者則因為支撐牙齒的齒槽骨逐漸消失，加上細胞代謝能力下降，因而導致牙周病惡化。在只給白鼠餵食高膽固醇食物的條件下，可以觀察

㊸ **【電子傳遞系統】** 位於線粒體內，具有產生能量的功能。由輔酶 Q_{10}、細胞色素 a、b、c 等構成。

㊹ **【血脂症】** 血液中所含的中性脂肪和膽固醇高。膽固醇淤積在血管壁，發展為動脈硬化，容易引起腦梗塞和缺血性心臟疾患。

到齒槽骨被吸收、牙周病形成的現象。中性脂肪對患有牙周病時發生的活性氧作出反應後，將引起連鎖性氧化脂質反應，生成過氧化脂質㊺。活性氧的壽命雖短，但這種過氧化脂質的壽命卻比較長，其作用雖然柔和，但也會給各個臟器帶來惡劣影響。在患有牙周病的白鼠身上可以看到活性氧不僅對肝臟，對腦、腎、唾液腺、心臟也有影響。至今原因不明的若干種疑難病症，也可能與活性氧有關。

02 牙籤式刷牙法

牙籤法的誕生

大約在30年前，廣島大學預防牙科在臨床中採用的是與全國大多數牙科幾乎相同的治療模式。首先將牙齒染紅（使用牙菌斑顯示劑），通過鏡子讓患者觀察汙染的部位，提醒他們有汙物的區域，刷牙時需要注意，或者指導他們把汙物去除掉。然後分幾次去除牙結石，一個療程過去，3個月以後再來醫院複診。此時，牙縫的汙物會導致牙與牙之間發炎的知識已經廣為人知，因此將牙齒清潔乾淨便成為他們的自覺行動。

在一次刷牙的例行指導過程中，我發現一位患者對著鏡子將牙刷豎起來，

㊺【過氧化脂質】膽固醇和中性脂肪在活性氧的作用下受到氧化。

讓刷毛插入牙縫裡，除去汙物。於是，我在指導下一位患者時便說：「牙與牙之間的汙物，必須將刷毛插入牙縫裡才能除掉。」那位患者連聲答應，可是做起來很困難，因而焦躁不安。我便把牙刷借過來為他示範，替他刷了起來。患者覺得非常舒服。於是，我逐一地為患者刷牙。過了一段時間，陸續有患者反映說：「大夫，我最近咬得動東西了。牙變得結實了。」

上中學的時候老師經常教育學生：「一旦得了牙周病，可就沒法治了！」所以，我聽到患者說「牙變得結實了」，並沒有相信，而是當成了耳邊風。後來，有好幾位患者都這麼說。我心想，牙周病也許能治好，便先行調查了這幾位患者牙齒的鬆動情況。用鑷子活動推動了一下牙齒，果然結實多了，因而我對牙周病學的教授彙報了刷牙後牙齒不再鬆動的情況。教授說：「只有病例報告是不行的。即便是兩例中有一例見效也好，一千例中僅有一例見效也好，也都屬於病例報告。」於是，我又搜集了幾個病例並取得相關資料，然後又去和教授商量。這回教授又說：「用鑷子試探本身就有主觀意識，帶有主觀意識的判斷是不科學的。」教授說的沒有錯。這回我設計一種搖動測定裝置進行測定，結果請見下頁表5。我請患者每週來院一次，通過兩周的「牙籤法」治療有74%的牙齒鬆動者有了改善。在一〇〇克的力量的作用下鬆動的牙齒，兩周後可以抵抗一五〇克的力量。牙醫判斷是否需要拔牙的標準之一就是牙齒的鬆動程度。如果牙齒鬆動可以透過「牙籤法」治癒的話，就沒有必要把牙拔掉了。

刷牙能夠使牙齒狀況得到如此的改善，應當設法向全國推廣。首先要為這種刷牙方式命名。我最初考慮的名稱是「牙縫清掃法岡大式」，結果這個名字其他大學不願意採納，大學不採納，推廣的速度就受到影響。於是我在一九八六年決定使用「牙籤法」這個名稱。

牙籤法的普及

接下來需要考慮的問題是，如何讓人們不必到醫院就診，在家中刷牙時自己將牙刷毛插入牙縫裡。日本人不願意吃藥，所以，動員他們將牙刷毛插入牙縫裡，讓他們明白效果就如同把藥塞入了牙縫裡。當時我從對付牙菌斑的想法

表 5　牙籤法改善牙齒鬆動的資料表

1971 年 2 月～ 1971 年 3 月

	平均值 ± 標準差（g）	改善率（%）
初診時	101±66	
2 周後	141±65	74
4 周後	147±66	78
8 周後	157±85	85

資料來源：日本牙周病學會，29,205,1987

出發，開發了一種將含有殺菌劑的藥膏塗抹在牙齒上，用單排毛的牙刷將藥膏塞入牙縫的商品。通過三司達（SUNSTAR）連鎖店銷售，結果賣不動，現在已經消失了，只不過單排毛牙刷（Perio T1）在我的患者中仍然有人使用。著名的「備前燒」陶瓷藝術家金重晃介先生，也是使用單排毛牙刷清掃瓷器。

一位曾經連鹹菜都咬不動的患者使用牙籤法刷牙後，牙齒停止鬆動，可以咀嚼各種食物了，他滿懷感激地來到教授室對我說：「有需要我幫忙的地方盡管吩咐。」這位患者就是草野靖彥先生，他當時經營高爾夫用品店。大學裡的人可以為國民健康刻苦研究，但是取得的成果卻無法向社會推廣。這時候，像草野先生這樣的經營者出現在我面前，讓我感到無比高興。我請他務必幫忙推廣牙籤法，他痛快地答應了。可是問題是如何維持經營，我決定從銷售牙刷開始起步。

我開始著手設計適合牙籤法的牙刷。市場銷售的牙刷毛排列過密，難以將牙刷的刷毛插入牙縫。同時，市場上的牙刷是以除垢為目的的，刷毛較短。牙刷的設計製作理念與「牙籤法」有著本質上的不同。我們首先從探討刷毛的粗細、長短、軟硬入手。刷牙的舒適度與刷毛的軟硬和長短有關，充分插入牙縫則需要刷毛有一定的長度。更重要的是刷毛的排列形狀要易於進入牙與牙之間的縫隙，關鍵在於每束刷毛之間的距離。再者，植毛的刷頭如果過大，放入口中不易操作，所以刷頭要小巧，刷柄儘量薄一些。一般說來，牙刷是否耐用取決於刷毛外翻的程度。為了延長牙刷的使用壽命，我將植入的刷毛設計成倒V字形，還安裝了防止刷毛外翻的刷罩。草野先生的公司名叫P.M.J.，所以，我們給牙刷取的名字叫「PMJ V.7」，註冊為岡山大學高科技創新企業系列產品的第一號（照片3）。

這是一家旨在推廣「牙籤法」的公司，最初雇用了5名口腔衛生士開展推廣活動。結果虧損了近1億日元，瀕於破產。於是我們縮小規模，精簡為製造銷售V.7牙刷。營業後的第10個年頭逐漸有了起色，現在已經發展到年銷售兩百萬支的規模。公司繼續朝著成立時的目標「讓所有的人一生都用自己的牙齒吃飯」努力，建立了「祝您口腔健康」的網站。儘管這項活動也加重了P.M.J.公

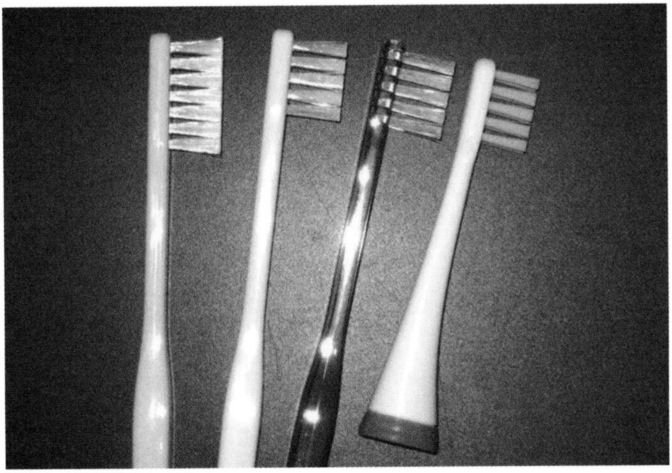

照片 3　專為「牙籤法」研發的牙刷

司的負擔，但作為公益團體的「祝您口腔健康」網站前景不錯。「祝您口腔健康」網站的宗旨是實現增進健康的牙科醫療，也就是讓全社會的人一生都能夠用自己的牙齒吃飯。

「牙籤法」在韓國的知名度比較高。韓國有11所牙科大學，其中有7所大學將「牙籤法」列入了課程，首爾大學還在研究所的臨床實習中採用了「牙籤法」。我希望學生們學有所用，進入社會後，讓韓國的牙周病患者越來越少。其中，全北大學的張起完教授、釜山大學的金鎮范教授、朝鮮大學的金同起教授付出了心力。他們曾經在岡山大學的牙科防治班學習過一兩年，選修過「牙籤法」，回國後協助我們宣傳推廣。

牙籤法的具體操作

與傳統的牙菌斑去除方式比較，通過適度的刷牙刺激，牙齦細胞增殖兩倍，發炎細胞在5年內減半。刷牙時的力度大約在二〇〇克時，最能促進纖維母細胞的繁殖。用橡皮擦字的力度約為一五〇克，也就是說牙刷抵住牙齦的力氣比使用橡皮擦字稍大一些即可。刺激牙齦的時間以10秒到20秒最為合適。

以刷牙來防治牙周病的方式，還有一個重點不能忘記，那就是只有牙刷毛接觸的地方才會有細胞繁殖。所以，若想透過刷牙達到細胞繁殖的預期目的，刷毛就必須涵蓋到牙齒周圍的所有牙齦。因為牙齦的發炎起於牙縫之間，所以刷牙時必須刺激到牙與牙之間的牙齦。為此，刷毛必須深入到牙齒之間。這就是我們推廣「牙籤法」的理由。

刷毛抵在牙齒與牙齦交界的地方，刷下牙齦的時候刷毛向上傾斜，用未持牙刷的那只手的食指將牙刷頭稍微朝斜上方按壓。這樣，部分刷毛可以從牙縫裡長驅直入，從另一側探出。刷毛從另一側探出後，刷毛尖端會恢復原狀。剛開始的時候動作要慢，要準確。找準位置以後，刷毛向上傾斜，用另一隻手的食指按壓牙刷頭，刷毛從相反一側探出後恢復原位。如此在同一部位進行10至15次的「活塞運動」（照片4）。

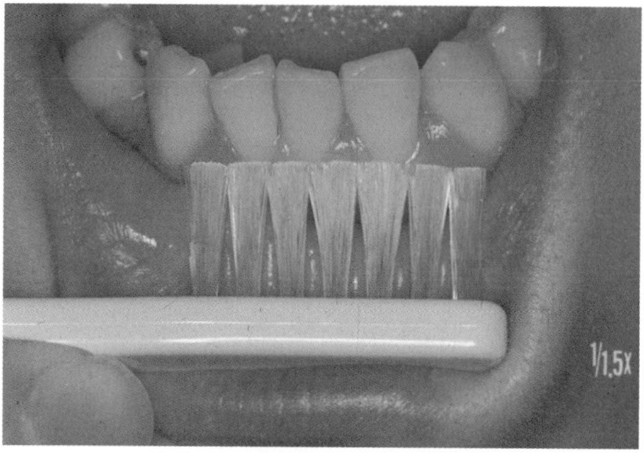

照片 4.1　牙籤法的具體操作。

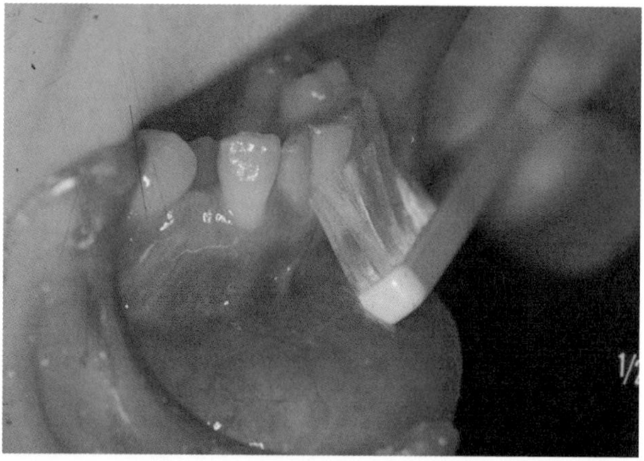

照片 4.2　重點在牙刷的刷毛插入牙與牙之間。刷上排牙齒時刷毛朝下，刷下排牙齒時刷毛朝上。牙刷的刷毛觸及牙齦，刷毛進入牙與牙之間。牙齒的內側也不能忽視。

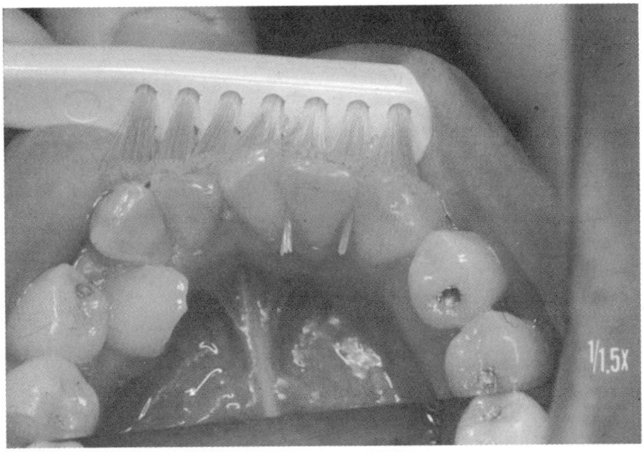

照片 4.3　牙刷的刷毛從另一側探出。

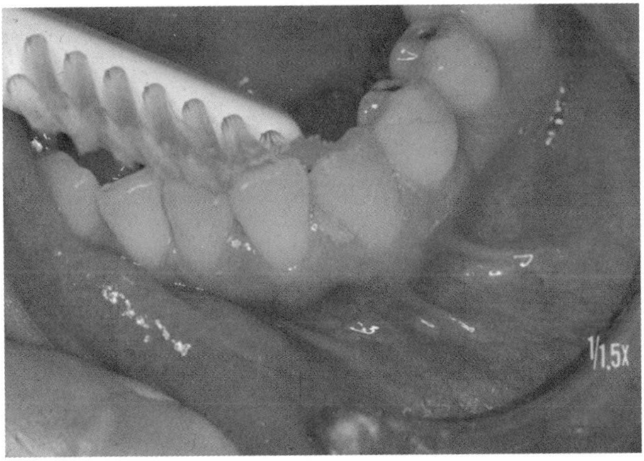

照片 4.4　將刷毛從內側插入牙與牙之間，刷毛從另反一側探出。

刷上排牙齒時，刷毛抵住牙齒與牙齦交界處，刷毛朝下傾斜。用另一隻手的手指將牙刷頭朝斜下方按壓。當刷毛從相反一側探出後，停止插入，牙刷恢復原位。刷下排牙齒時刷毛朝上，牙刷的刷毛觸及牙齦，讓刷毛進入牙與牙之間。在同一部位重複10至15次的「活塞運動」。採取這個步驟的目的在於按摩牙與牙之間的牙齦，所以將刷毛插入牙縫後，讓刷毛進進出出。在臉頰的內側（牙外側）和舌頭內側的牙齦上，輕輕地橫向震動牙刷。

刷內側的牙與牙之間時，讓刷毛在每個部位進進出出。因為神經集中在牙齦上，刷牙時應該將意念集中在刷毛抵住的部位，不要漏刷任何部位。為了杜絕漏刷現象，最好確定刷牙的順序。比如選擇從右上排牙齒的外側開始，則按順序從右向左，然後從左上排牙齒內側按順序從左向右刷，刷完上排牙齒再移到下排。另外在刷後槽牙的時候，如果將嘴閉合，牙刷容易深入到位。

在使用「牙籤法」還不熟練的時候，也可以用刷毛點擊牙齦。牙齦腫起的時候，用刷毛輕輕點擊腫脹部位20次左右，讓膿血流出，經過一天左右的時間，牙腫的部位即可得到緩解。遇有這種症狀時，牙齦往往迅速萎縮，這是牙齦消腫的表現，也是發炎開始消失的證據。

關於刷牙的次數，每天2次的效果比1次來得好。刷牙時間一般掌握在飯後或者睡覺之前，每次餐後刷牙的理論根據是3－3－3方式。這個根據依照我的理論來看，已經被推翻。因此，每頓飯以後刷不刷牙已經不重要了。晚上睡覺之前刷牙的根據是，次日早晨測量唾液中的細菌時發現，頭天晚上刷牙的一組細菌數量少，睡覺期間，口腔因閉嘴而缺氧，結果形成一個變形鏈球菌㊻和牙周病原菌等活躍型菌容易滋生的環境。但是，唾液中的細菌並非蛀牙的誘因，所以，晚上睡覺前刷牙和預防蛀牙沒有直接的因果關係。也有實驗證明，如果為預防牙齦炎而刷牙，2、3天刷一次足矣。過去，口腔衛生士總是囑咐說「每天3餐之後和睡覺之前要各刷10分鐘。」聽他這麼說，老太太說了：「我做不到，我不是為了刷牙才出生的。」看來不講效果的指導，只能讓人徒增負擔。

㊻**【變形鏈球菌】**是引起蛀牙的代表性細菌。因糖類的存在而活躍。

齒間牙刷（牙線）

齒間牙刷是為了清除牙縫間異物而製作的，類似試管刷，可以有效清潔牙與牙之間的縫隙。齒間牙刷放入牙與牙之間後反復進出，類似活塞運動。齒間牙刷對牙齦的按摩效果也不錯，可以用於牙周病的預防和治療。但是，牙與牙之間的縫隙有大有小，須依口內牙縫大小，來選擇適當大小的牙間刷，而且常常無法單一大小適用全口，相當麻煩。而在這一點上「牙籤法」使用的牙刷可以自行調整。牙縫寬，可以同時插入2、3根刷毛，牙縫窄時也可以插入1、2根。一把牙刷在手，可以刷遍所有部位。

牙周病治療的首選——牙籤法

以前，牙齦腫的時候，都說用手按摩見效。看來有必要對手指按摩與牙刷按摩的異同做一番調查。下頁表6是在8名同學的協助下進行的試驗。首先讓他們停止刷牙兩周，使其發生實驗性牙齦炎。然後，用手指按摩右上牙齦，徹底去除右下牙齦的牙菌斑。再用「牙籤法」刷左上牙齦，而對左下方的牙齦既用「牙籤法」刷牙，同時又徹底去除牙菌斑。上述所有處置均由牙醫師在一個月內完成。試驗結束後，用手指按摩過的部位8人中有8人出現牙齦出血症狀，8人中有6人刷牙時伴有痛感；去除牙菌斑的部位8人中有5人出血，8人中有4人訴有痛感。採用「牙籤法」的部位沒有學生稱有痛感，出血的也只有1人。「牙籤法」和除垢並用的部位刷牙時也沒有牙齦出血的症狀出現。這就顯示了在牙齦炎的防治上，刷牙的按摩效果比徹底去除牙菌斑更大。

儘管「牙籤法」不能徹底去除牙菌斑，但在治療牙齦出血和緩解痛感上，比起到醫院去除牙菌斑和牙結石的常規處置更為有效。這個事實說明，以我看來，對於目前的牙周病治療手段，我們應當重新看待。

表 6　「牙籤法」改善牙齒鬆動的資料表

症狀	Group			
	按摩	除垢	刷牙	刷牙＋除垢
痛感	6/8	5/8	0/8	0/8
出血	8/8	4/8	1/8	0/8

資料來源：口腔衛生學會雜誌，39,430,1989

上表顯示的是使用按摩、除垢、牙籤法一個月內，刷牙時牙齦出血和疼痛的人數，很明顯的結果是，刷牙比除垢更有效。

由此得知，刷牙時的出血和痛感是牙齦發炎的特徵，所以在牙齦炎、牙周炎的預防和治療方法上，第一選擇應當是「牙籤法」。這裡還有一個因素也應當考慮進來，參加這項實驗並參與刷牙的是在大學裡長時間接受「牙籤法」培訓的牙醫，如果讓未經培訓的牙醫和口腔衛生士（牙科衛生員）參與，難以達到這種結果。一位長時間接受「牙籤法」治療的老病號，他的主治醫生從一位老牙醫換成年輕醫生，這時候他對我說：「大夫，我不要那個醫生，論起刷牙，我比他刷得好。」大學醫院裡的資深口腔衛生士至少都練習過三年「牙籤法」，由此看來，普通人掌握「牙籤法」確有一定難度，但效果也是毋庸置疑的，所以患者應該加倍努力。

菌斑。因此，石川醫生在他們眼裡是個異端分子，不肯接受他的觀點。人類在資訊的獲取和採納上總是先入為主。受到的教育也是主張「牙周病的原因是牙菌斑」，必須去除，一生中不停地去除牙菌斑。除了自己堅信的資訊，如果另有新的資訊進來，人們總是不假思索地持批判態度。石川醫生也擺脱不掉這種一成不變的世俗偏見，所以被人視為另類。來到北海道大學以後，他潛心研究牙齦按摩，自主開發了「牙齒逐一豎刷法」，介紹「B · 戈特利布（美國）的垂直法」㊼。這兩種刷牙方法與「牙籤法」非常相似，與上述兩種方法有所不同的是，「牙籤法」強調用刷毛一邊點擊牙齦一邊插入牙與牙之間，目的在於刺激牙齦，去除牙菌斑。

㊼ **【B · 戈特利布（美國）的垂直法】**由 B.Gottlied（美國）發明的刷牙方法，將刷毛插入牙縫中震動。「牙籤法」是通過刷毛在牙縫中的進出，機械性刺激牙齦，在這個基礎上去除牙菌斑的效果更大。關於「B · 戈特利布（美國）的垂直法」出處，曾請教過石川純醫生，據他回答，他也只是在美國學習時在圖書館見過，日本沒有。

—人物介紹—
石川純醫生

北海道大學齒科系主任是石川純醫生，這位醫生還是牙周病學的教授，以研究刷牙為主。他的許多弟子在治療牙周病上十分重視刷牙的作用，曾經出版過一本名為《人為什麼要刷牙》的專書。

石川醫生在東京醫科牙科大學念書時接受 Fullbright 獎學金赴美學習牙周病學。他在美國的大學裡做過一次實驗，分別給猴子投餵硬食物和軟食物，觀察與牙周病的關係，結果發現軟食物對牙齦的刺激不大，容易患上牙周病。他還證明僅僅為猴子去除牙菌斑並不能緩解牙周病症狀，而為其刷牙則改善症狀的效果比較迅速。人類自從喜歡食用柔軟食物以後患有牙周病的人開始增多，所以，人必須經常通過刷牙刺激牙齦。這是石川醫生得出的結論。最近，人們用軟食物餵養寵物狗，據說有 80%的寵物狗患有牙周病。據說野生猴雖然不懂得刷牙，卻有一副相當健康結實的牙齒，而動物園裡人工飼養的猴大多患有牙周病。野生猴吃的是樹皮和堅果等硬食物，所以牙齒堅固。動物園裡的猴淨吃軟食物，所以易患牙周病。

石川醫生從美國回來以後，經常宣傳刷牙對防治牙周病的重要性。當時，牙科學會裡的大多數學者堅持認為牙菌斑是牙周病的成因，必須去除牙

牙籤法的效果

開始接受「牙籤法」治療時，牙齦出血的症狀可能非常嚴重，令人望而生畏，可是大約在一兩個星期以後牙齦出血便可治癒。能夠在短時間內讓牙齦出血的症狀迅速消失，這是「牙籤法」的優勢。因為刷牙的按摩效果可以讓血管內皮細胞和上皮基底細胞開始增殖。另外，牙齦不再出血，牙周病菌因失去營養而減少，牙齦紅腫、疼痛和化膿的症狀也將隨之消失。

牙與牙之間乾淨了，口腔內變得清爽舒適。難怪讓懂得「牙籤法」的牙醫和口腔衛生士為病患刷牙以後，有許多人感慨地說：「牙肉消腫，牙縫乾淨，有清爽的感覺」，「像是換了一副嘴巴」，「從前的刷法哪裡算得上是刷牙啊」，「簡直是茅塞頓開」，「這麼乾淨的牙，都捨不得用來吃飯了」，「這麼有理、有利、有節的刷牙方法，我怎麼早不知道啊」等。

再者，牙齒的鬆動也得到改善。圖6是對不同程度的牙齒鬆動情況進行探討的結果。用10至70克的力量能夠晃動的牙齒，其恢復的時間限制在2周以內，

圖 6　牙齒鬆動程度的平均值變化圖

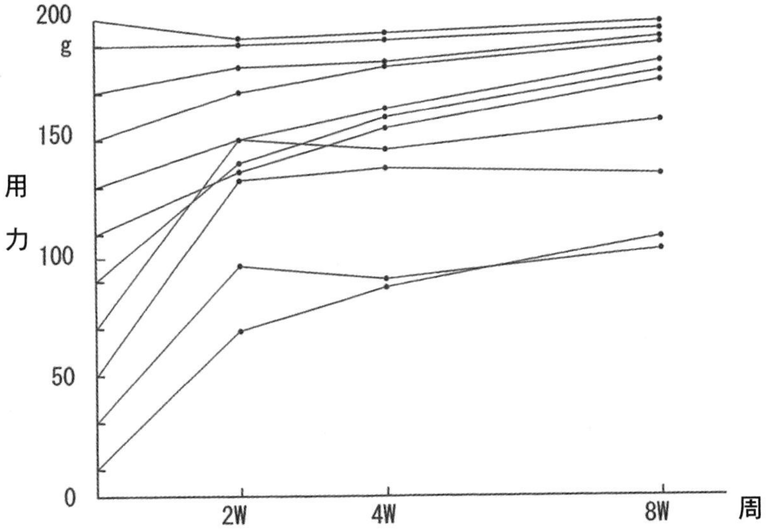

資料來源：岡山大學預防牙科：日本牙周病學會雜誌，29,205,1987

鬆動的牙齒不要急於拔掉，應先嘗試接受兩周的「牙籤法」治療。待鬆動程度得到改善以後，再慎重選擇是拔掉後鑲牙，還是設法加固鬆動的牙齒。

其後雖不能期待有更大程度的恢復，但是用110克以上的力量晃動的牙齒在兩周過後仍然繼續恢復。用兩百克的力量晃動的牙齒被認為健康牙齒，所以說，初診時用110克的力量晃動的牙齒，可以通過「牙籤法」的治療恢復到正常水平。在10克這種非常微弱的力量下晃動的牙齒，經過兩周的「牙籤法」治療，其堅固程度也能抵禦60克的力量了。如此這般，拔牙的根據已經蕩然無存。將鬆動的牙加以固定的技術是存在的，如果善加利用的話，這顆牙就能長久保留。由於是原裝的，吃東西時也有感覺，也能感受到食物的冷熱。加上這顆牙可以承受一定程度的負荷，因此還能夠減少左鄰右舍的負擔，有助於延長相鄰牙齒的壽命。

針對牙齒的存留狀況，對按照「牙籤法」刷牙為主治療牙周的牙科患者和接受普通牙周治療的患者進行了分組調查。在年齡、性別、牙齒數量相同的情況下，選出的患者兩人一組，持續6年進行追蹤觀察（表7）。接受普通治療的每位患者拔牙顆數為1.69顆，按照「牙籤法」為主接受治療的一組為0.75顆，拔牙顆數減少了一半以上。在哈舒菲爾德等人長達20年之久的追蹤調查中，接受過牙周外科手術的人和沒有接受過手術的人相比，牙齒的壽命沒有差別，而與刷牙正

表 7　採用「牙籤法」後的牙齒存留效果

年齡（歲）	對象人數（人）	「牙籤法」的受眾		普通治療的受眾	
		合計（顆）	平均值	合計（顆）	平均值
-19	1	0	0.00	1	1.00
20-29	3	0	0.00	1	0.33
30-39	24	30	1.25	17	0.71
40-49	47	32	0.68	101	2.15
50-59	33	18	0.55	55	1.97
60-	4	4	1.00	4	1.00
合計	112	84	0.75	189	1.69

資料來源：口腔衛生會刊，48,685,1998

按照第一次檢查時的年齡、性別和牙齒的數量進行分組，調查 6 年後牙齒的存留效果，「牙籤法」的受眾人均拔牙數量為 0.75 顆，而採取普通治療方法的人均拔牙數量為 1.69 顆，是前者的一倍。

確的人牙齒壽命的結果十分相似。由此可見，刷牙在牙周病的防治上非常重要。

還有患者來院接受門診，主訴為口臭。由於處於牙周病發作期，對其優先採取以「牙籤法」為主的治療手段。發炎狀況基本上已消失，再問其口臭狀況，回答「已經沒有口臭了」。這說明實施「牙籤法」後，口臭也得到了明顯的改善。

圖7是接受門診主訴口臭的患者的變化情況。A先生初診時口臭物質為一千一百五十 ppb（part per billion：10億分之一），經過7次門診治療，下降到五十 ppb。B先生也由五百五十 ppb 下降到了五十 ppb。一百 ppb 是他人可以感覺到的口臭濃度，在這項實驗中，全體接受實驗者都恢復到了無感口臭的狀態。

為什麼要推廣牙籤法？

在表6的實驗結果中，我們得出了在牙齦炎的防治上，刷牙比去除牙菌斑

圖 7　「牙籤法」改善口臭的示意圖

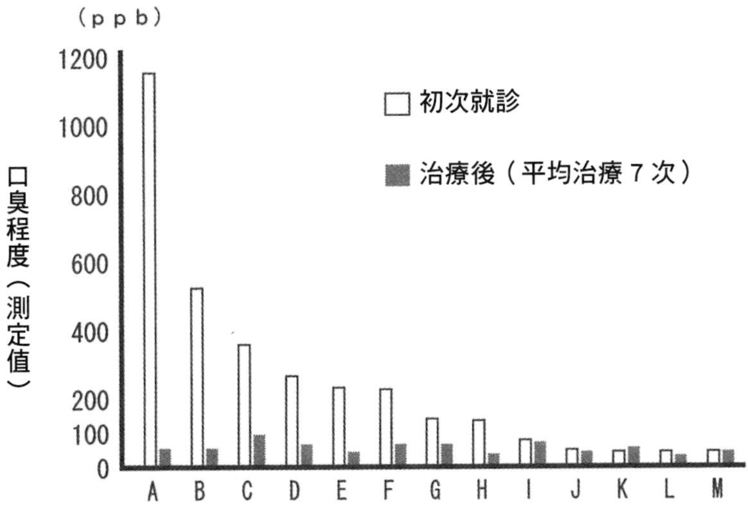

資料來源：學會論壇發表（1999）

平均來院治療 7 次，全體就診者的口臭程度均達到他人感覺的界限值（100ppb）以下。

更為有效的結論。但這是為什麼呢？為了揭示其中的原因，我們調查了狗在刷牙後的牙齦組織變化。在狗的牙齦上，一側刷牙，另一側徹底除垢。一周後牙齦細胞的增殖情況是，刷牙一側比除垢一側多出2倍，而且衡量發炎指標的白血球數量減少一半。從這個實驗結果也可以看到，在防治牙齦炎上，刷牙按摩比除垢更有效（圖8）。

透過刷牙，可以修復牙齦組織，增強抵抗力。其後，我們又繼續調查了刷牙效果的影響範圍。在細胞增殖能力的活躍程度上觀察按摩效果，發現距離牙刷的刷毛接觸部位0.5毫米以外的地方沒有效果，亦即只有牙刷接觸的部位才有效果，所以，牙刷的刷毛需要觸及到牙與牙之間的牙齦。

從上述兩項實驗中看出，在對牙周病防治行之有效的刷牙上，以按摩為目的的刷牙比起以除垢為目的的刷牙更為重要。另外，由於按摩效果只出現在刷毛所觸及的部位，所以在按摩時要求刷毛一定要刺激到牙齦發炎初起的牙縫。上述事實證明，「牙籤法」引起的機械性刺激可以有效防治牙周病。

圖 8　除垢後部位與刷牙後部位的牙齦組織比較

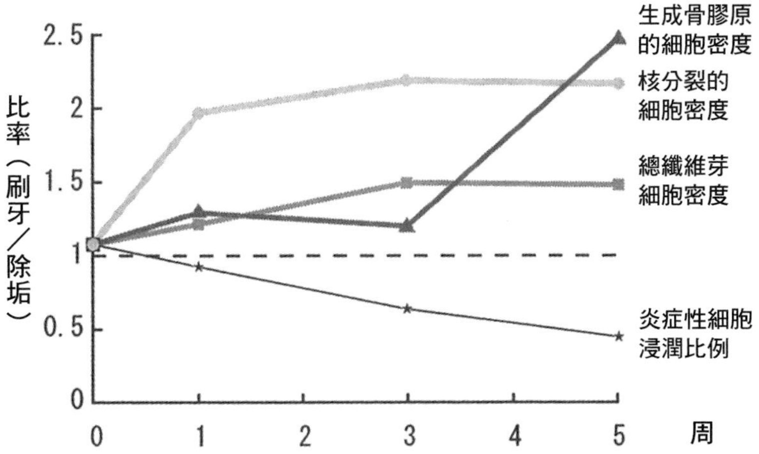

資料來源：J. clin. per.29（10）. 2002

刷牙後的部位比起除垢後的部位，一周內有高出兩倍的細胞經核分裂增殖，帶有發炎的細胞數量在 5 周內減少了一半。刷牙的刺激引起細胞分裂，致使牙齦變得健康。

電動牙刷

近來，電動牙刷出現逐漸普及的趨勢。電動牙刷對牙齦的按摩效果比較好，5秒鐘的按摩可以收到與手動牙刷20秒相同的效果，至少可以為手動刷牙節省四分之三的時間。對於用手刷牙總是力不從心的人，我也鼓勵他們使用電動牙刷。但是，據我的臨床經驗來看，電動牙刷對於治療牙縫的牙齦效果不佳，不如「牙籤法」。

由於市場銷售的電動牙刷是以除垢為目的，所以牙刷頭比較大，而且植毛過密，不適合按摩牙與牙之間的牙齦。牙齒之間的牙齦按摩需要選

—小常識—

牙籤

曹洞宗的祖先道元（1200-1253）在《正法眼藏》的〈洗面卷〉裡寫道：「牙籤嚼碎後，將呈纖維狀的頂端塞入牙與牙之間，起到清潔作用。」從鐮倉時代起，人們已經認識到清潔牙縫的重要性，而「牙籤法」與道元的做法一脈相承。

用與其匹配的牙刷頭，促使牙齦細胞增殖的最佳震動次數為二百五十至三百赫茲。與旋轉式刷頭牙刷（編註：歐樂B生產）相比，使用震動式刷頭（編註：電動牙刷依刷頭動作方式而分類，包括：旋轉式、震動式、聲波式，都是電動牙刷）對細胞增殖的作用比較大。聲波牙刷的效果也不錯。最近，市面上已經有廠商販售可促進牙縫中牙齦細胞增殖的牙刷頭（多爾磁牙縫清潔牙刷，照片3），這是我所推薦的產品。

CHAPTER 3

蛀牙的預防與氟化物

01 蛀牙

蛀牙概說

蛀牙是牙齒逐漸受到腐蝕的一種病症，而且這種腐蝕是在患者本人不知不覺中發生的。兒童在上中學以前的蛀牙，大多從牙齒咬合面的窩溝開始。健康的牙齒通常略帶黃色，而早期出現的蛀牙部位是白色的。處於這種狀態的蛀牙發展迅速，不久後變黑，發展趨緩。也有常見於大人的小蛀牙病例，稱作「休止性齲蝕」，可以保持幾十年不變。

食用冰冷食物開始有痛感之時即可接受治療，經過治療後痛感消失。相反，受涼後沒有痛感的牙齒，經過用嵌體或金屬牙套覆蓋的治療，反而出現怕涼怕熱的症狀，這是因為牙質部分因金屬導熱性能高而發生變化，這種情況大多需要1至2個月的治療時間。

除了冰冷食物的刺激外，在燙熱食物的刺激下出現抽痛症狀時，不得不將牙齒神經（牙髓）抽掉，在抽掉牙髓、清除牙根管之後，採取填充根管的方法（根管治療，俗稱「抽神經」）。這種治療至少需要2次，有時多達10次以上。抽掉牙髓的牙齒如同沒有生命的無機物，會開始變脆，出現裂紋、折斷的現象。牙齒一旦折斷，僅存牙根時，可以考慮在牙根上鑽孔，插入種植釘，製成人工牙，所以，僅存的一點點牙根也有利用價值，不要拔掉。牙根埋在牙齦內也比鑲牙的效果好。因為在保留牙周膜的情況下咀嚼食物，仍然可以對大腦產生刺激。另外，把牙根留住還可以防止齒槽骨被吸收，讓上下顎保持強壯。

蛀牙的治療

小學裡經常教育學生，有蛀牙要去醫院治療。開學時如果沒有提交暑假中已接受治療的證明，校方還會提醒監護人注意。當時，當老師的非常積極，因為學校之間在蛀牙的患病率上互相競爭，治療後的牙齒可以計入健康牙齒的總數裡。那時候學校在做牙齒健康檢查時會使用一種探針，檢查蛀牙造成的牙洞，不遺餘力認真貫徹「早發現、早治療」的方針。但是，最近發現患有蛀牙的牙齒可以採用唾液中的鈣質再次鈣化復原。於是，不必用探針硬性查找，不必馬上磨牙，小小的蛀牙經塗抹氟化物之後，就可以滿足再次鈣化的需要。

現今的醫療模式，可說是讓牙齒越治越少。使用高速手機磨牙，一兩分鐘內就可以磨掉一釐米，一顆牙就不存在了。發展最快的蛀牙一年只有幾毫米，所以說高速手機鑽牙的速度是相當驚人的，而且磨過的部位又會有新一輪蛀牙出現，補過的地方又有小蛀牙後還需要繼續治療，牙就這樣漸漸地失去了。接下來是抽掉牙齒神經，最後是拔牙。這種情況循環往復，終將不可避免地走到鑲全套假牙的那一步。

到了牙痛劇烈，怕涼怕熱的困難時期，不得不抽掉神經。以前，為了避免牙齒因受到冷熱刺激而疼痛，在製作金屬牙套和屬於自費項目的白色陶瓷牙套之前，先要把神經抽掉，這也是縮短牙齒壽命的原因之一。因為在牙齒的神經內除了神經本身，還有血管和纖維芽細胞等各類細胞組織。因此，無神經的牙齒再也不會有血管了，水分也無法進入，牙開始變脆，不再是生物體，變成了無機物，10幾年以後將會折斷。

抽去神經後進行根管治療，牙醫必須小心翼翼，將根管填充材料填到牙根的頂端為止。如果過度填充，將引起處於牙根頂端的牙根膜發炎，導致咀嚼時出現痛感。無神經牙齒上的炎症稱為根尖病灶。

牙根病灶約占無神經牙齒的3成，這個比例可以透過X光透視得到驗證。以前在牙科醫學的教學上教育學生做到「手到病除」，一旦發現病灶要當機立斷進行處置。在無神經牙齒中有3成存在病灶，算起來有的牙已經反復治療了2、3次。一顆牙反復磨刮2、3次，這顆牙也就不存在了。如今在X光透視中即使發現小小不大的病灶，如果沒有症狀的話，大多採取繼續觀察的態度。

最少介入法（Minimum intervention）

過去的磨牙方式分為1級、2級、3級、4級和5級，老師也是這麼教的。磨牙也有固定流程。在那個只有金屬填充物的時代，只能按照這個方法去做。此外還有擴大預防範圍的說法，也就是在蛀牙沒有出現之前預先磨牙。製作金屬牙套時，將可能出現蛀牙的地方提前磨去，全部置換成金屬的。因此，治療時一直採取把金屬牙套的最下端嵌入牙齦溝裡的方法。

雖然在擴大預防範圍的目的下，採取把金屬牙套的最下端嵌入牙齦溝裡的手法，然而金屬周圍仍有可能發生蛀牙，此為二次齲蝕，其原因在於留下再次蛀牙的可能。從留下的病變擴散的結果和金屬牙套旁邊新發生的蛀牙來看，兩者的發展速度沒有區別。在這個前提下，磨牙形成的新創面將導致牙齒迅速失去。就此，擴大預防的說法最近遭到了一致的否定。現在，許多牙醫都採取盡可能縮小刮牙範圍的最少介入法（Minimum intervention），這種治療方法只刮去患有蛀牙的部分。鑑於這種觀點的出現，許多牙醫在製作金屬牙套時，開始採取牙套邊緣在牙齦上方的方法，以及治療牙根病灶之時不必將金屬牙套摘下，而是採取在金屬牙套上鑽孔的方法。總之，牙是不能磨的，務必要把磨牙控制在必要的最小範圍內。

蛀牙的形成過程

米勒㊽曾經在一八九〇年說過：「沒有碳水化合物就得不到氧，沒有氧就沒有蛀牙。」在得出這個結論之前，他反復做過各種實驗。首先，他把藍色的石蕊試紙插入蛀牙形成的牙洞裡，結果試紙變紅，證實了蛀牙洞是酸性的。一旦變為酸性（pH 5.5以下），鈣便溶解出來。生雞蛋浸泡在醋裡，泡沫便從蛋殼冒出來了。這是在酸的作用下，碳酸鈣溶解後形成鈣和碳酸氣體，碳酸氣體生泡沫。同樣道理，牙齒的表面酸度（pH）達到5.5以下時，牙齒的鈣也溶解出來

㊽【米勒】W. D. Miller（一八五三－一九〇七）曾大量公布過驗證「蛀牙發生理論」的實驗結果。

形成蛀牙。

其次，米勒分別測量了進食碳水化合物、蛋白質和脂肪後的pH值。結果，攝取碳水化合物之後鈣的pH值降幅最大。從以上兩項具有代表性的實驗結果來看，米勒認為人在進食碳水化合物以後，牙齒表面的細菌製造出有機酸。有機酸使牙齒的溶解度降低，形成蛀牙。這就是所謂米勒的化學細菌學說，是現今蛀牙發生的理論依據。即攝取糖等碳水化合物，被附著在牙齒上的細菌利用後，排出最終代謝產物的乳化酸和丙酮酸。這些有機酸會溶解牙齒（脫礦）形成蛀牙。

證明這個假設結果的是史蒂芬[49]。米勒的化學細菌學說問世後，已經經過了漫長的50年。在這半個世紀裡，眾多的研究者試圖使用唾液驗證pH的降低結果，但都功虧一簣。史蒂芬以黏附在停止刷牙4至5天後的牙齒上的牙菌斑作為實驗材料，用葡萄糖漱口之後，牙菌斑的pH值下降到5.5以下，這個下降結果是在漱口3分鐘後測出的（圖9），從這個結果展開而論，便得出了「飯後3分鐘以內刷牙，可以有效預防蛀牙」的結論。

圖 9　史蒂芬曲線

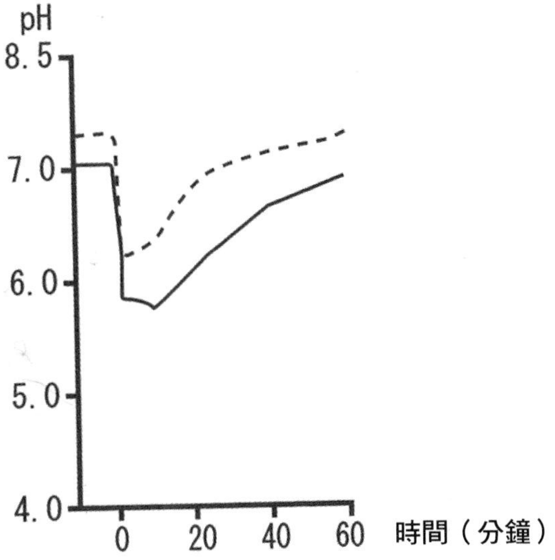

資料來源：J. Dent Res. 61:1139.1982

用 10％的葡萄糖漱口，牙菌斑在 3 分鐘內降至 pH 5.5 以下。如果繼續下降，牙齒將被溶解，形成蛀牙。

只靠刷牙不能預防蛀牙

從史蒂芬的實驗中誕生了一個新的假說。這就是在飯後三分鐘內刷牙也許可以預防蛀牙，於是在後來則演變為「一日三餐後，在三分鐘以內，刷牙三分鐘」的「3－3－3方式」。為證明這個假說，美國西北（North Western）大學動用學生進行了介入研究。有報告表明實施3－3－3方式的一組，其蛀牙得到了遏制。這個研究成果面世後不久，3－3－3方式風靡世界。但在10年以後，有大量論文證明刷牙並不能完全遏制蛀牙的發生。現在的一般常識是，使用含氟牙膏刷牙可以有效防治蛀牙。為什麼唯有西北大學一家的研究承認刷牙對預防蛀牙有效呢？在他們的實驗中，參加3－3－3方式的成員都是牙醫學系的學生，而參照群是法學系的學生，因此可以考慮為對比出現交絡因素（對比偏差）㊿的結果。也就是說，與法學系學生相比，牙醫系的學生掌握了蛀牙方面的知識，對甜品的攝入也非常注意，於是，得出的研究結果是3－3－3方式如何的奏效。

另外，史蒂芬的實驗是在停止刷牙後第4至5天開始的，於是便產生了這麼一個疑問：第1天的牙菌斑是怎樣的呢？第2天的牙菌斑不是葡萄糖，會不會是蔗糖呢？蔗糖比葡萄糖更容易產生有機酸。在使用蔗糖的實驗中，第4天的牙菌斑和第5天的牙菌斑所產生的酸度足以讓鈣溶解，但是，第1天和第2天的牙菌斑並沒有降到pH 5.5以下。從這個實驗中得出的結論是，每隔2天除牙菌斑1次，便可以充分達到預防蛀牙的目的。

實際上，儘管大多數的日本人每天都在刷牙，但幾乎所有的人都有蛀牙。有人在試圖說明這個事實時認為「刷牙和會刷牙是兩碼事」，有位母親聽說以後，開始非常賣力刷牙。別人建議她「將睡著的孩子抱在懷裡，然後認真幫孩

---

49 **【史蒂芬】**R. M. Stephan，曾經透過實驗證明攝入碳水化合物以後，牙菌斑的pH值急劇下降。

50 **【交絡因子（bias）】**是讓人懷疑為兩種事情的表象似乎有直接關聯的中介因子。將刷牙的兒童和不刷牙的兒童進行比較調查，結果發現刷牙的兒童中患有蛀牙者比較少。由此得出刷牙對預防蛀牙有效的結論為時過早。刷牙的兒童使用的牙膏中含有氟化物，蛀牙的預防效果應該來自氟化物，不能誤解為預防蛀牙一定要刷牙。在這個事例中的含氟牙膏就叫做交絡因子。為了去除交絡因子，可以將刷牙時不使用牙膏的人群和根本就不刷牙人群進行比較。

子刷牙。」她忠實執行這個方法，可是孩子還是有了蛀牙。再看神戶市西保健所的一組數據：他們詢問帶三歲幼兒前來體檢的母親：「為了預防孩子發生蛀牙，妳採取了什麼辦法？」調查對象中，孩子沒有蛀牙的母親一百七十二人、孩子有蛀牙的母親一百七十二人。結果，在孩子沒有蛀牙的母親中，一直讓孩子堅持刷牙的占73%；在孩子患有蛀牙的母親中，一直讓孩子堅持刷牙的占72.9%。可以說，在讓孩子堅持刷牙，在防止蛀牙的問題上，兩組持肯定態度的概率幾乎沒有差別（圖10）。從這個事實出發，各方都能接受的結論是，單憑刷牙看不出有預防蛀牙的作用。在堅持不讓孩子過度攝取甜品的母親中，沒蛀牙孩子的母親占有較高的概率。

對刷牙預防蛀牙的觀念深信不疑的專家，遇到刷牙不能阻止蛀牙發生的現象時，便舉出各種說辭，如「刷牙與會刷是兩碼事」、「百分百地刷牙」、「使用牙膏後滿嘴都是泡沫，導致刷牙時間過短，建議刷牙時不要使用牙膏」等。姑且不說這些說辭真假難辨，只要有事實證明其有效，說一說也無妨。只是人們對這些說辭的研究非常少，況且還有不少數據是戴著有色眼鏡產生出來的。

圖 10　預防 3 歲幼兒的蛀牙及其效果

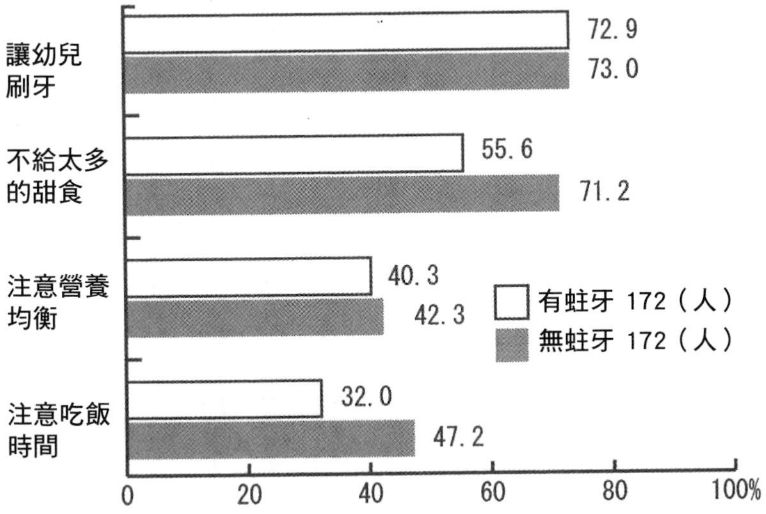

資料來源：「3 歲幼兒齲齒調查」報告書，神戶西保健所，1985.3

為預防蛀牙，即使讓孩子刷牙，孩子不蛀牙的機率也不高，如果在不給太多甜食和吃飯時間上留心的話，就會讓孩子遠離蛀牙。

圖 11　窩溝與牙刷粗細之比較

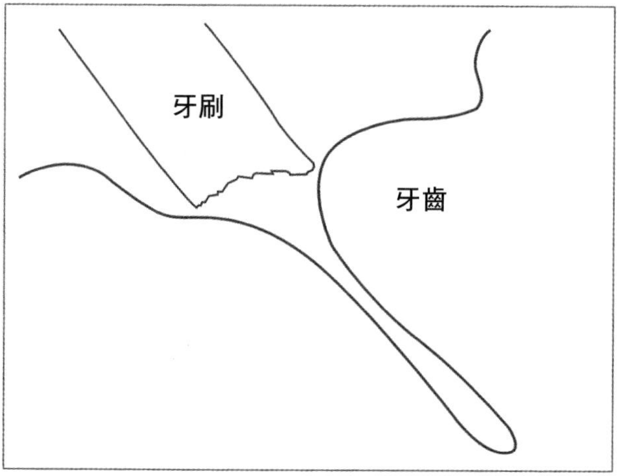

資料來源：根據 JADA1984 整理

牙齒咬合面上的窩溝比牙刷單根的刷毛細，刷牙時細菌得不到清除。所以，單憑刷牙是不能預防蛀牙的。

圖11是刷毛的粗細與最易發生蛀牙的咬合面窩溝寬窄的比較結果。病原菌進入窩溝，待醣類一到，細菌便以糖為能源開始繁殖，其代謝產品就是有機酸。咬合面上的窩溝附近有琺瑯質，它的鈣被有機酸溶解後形成蛀牙。為了防止蛀牙，本應把窩溝裡的細菌除掉，可是刷毛比窩溝粗，無法剔除窩溝內的細菌。所以，單憑刷牙是不能防止蛀牙的。

牙菌斑的形成過程

任何人的牙齒上都有牙菌斑。假設牙齒能夠徹底刷淨，唾液上的糖蛋白也會立刻粘附到牙齒表面上，而且還有白血球和變形鏈球菌之類的球菌。這時候如果遇有砂糖等糖類出現，球菌就會利用糖分合成具有粘性的難溶性葡聚糖[51]，使各類細菌易於聚集，這個細菌塊就叫牙菌斑。用舌頭舔牙齒表面時感覺

---

[51] **【難溶性葡聚糖】**細菌產生的葡萄糖綜合體，有粘性，在牙菌斑形成過程中具有聚集細菌的作用。

粗糙的地方，便是已經成熟的牙菌斑。

口中的細菌因環境不同，其結構也漸漸有所不同。在攝取大量糖類的口中，變形鏈球菌和乳酸菌占據優勢，在這裡形成的牙菌斑pH值呈酸性，開始影響到蛀牙的發生。接近牙齦的牙菌斑混有從牙齦袋流出的組織液，有了這個營養源，還會產生牙周病原菌和螺旋體[52]等。這時的牙菌斑pH呈鹼性，與形成蛀牙的牙菌斑在細菌的組合上有所區別。

牙線

牙線又稱線狀牙籤，是將線放入牙與牙之間，用來清除牙縫。發明的初衷是為了預防牙與牙相接部位的蛀牙。在氟尚未廣泛使用的時候，可以有效預防蛀牙。如今含氟牙膏逐漸普及，氟的效果更佳，人們對牙線的功效意識便漸漸淡薄了。

牙周病是從牙縫部位開始發生的，所以曾經一度推廣牙線來達到預防牙周病的目的。但是，牙線對牙縫間的牙齦缺乏按摩效果，所以不能滿足人們的要求。

糖與蛀牙

眾所皆知，糖類與蛀牙的關係最為緊密，糖的消費多寡與蛀牙的增減成正比。圖12是東京齒科大學的口腔衛生教授竹內光春醫生公布的。第二次世界大戰開始之前，日本人被迫過著艱苦生活，糖的消費量趨減，緊隨其後的便是12歲兒童的蛀牙也明顯減少。隨著戰後的經濟復甦，糖的消費量大增，患有蛀牙的人也多了起來。後來又過了40年，日本的糖消費量雖不及當時的歐美先進國家，但仍然是公認的兒童蛀牙多發期（表8）。

鑑於糖消費量不大而日本兒童多患有蛀牙的事實，也有大學教授從中得出結論：吃糖並非發生蛀牙的主要原因。但是，竹內醫生又說，糖與蛀牙發生關

52【**螺旋體**】呈螺旋狀的細菌，最著名的是梅毒螺旋體。不衛生的口腔內容易出現無毒螺旋體。

圖 12　糖的年消費量與 12 歲兒童蛀牙患者的比率

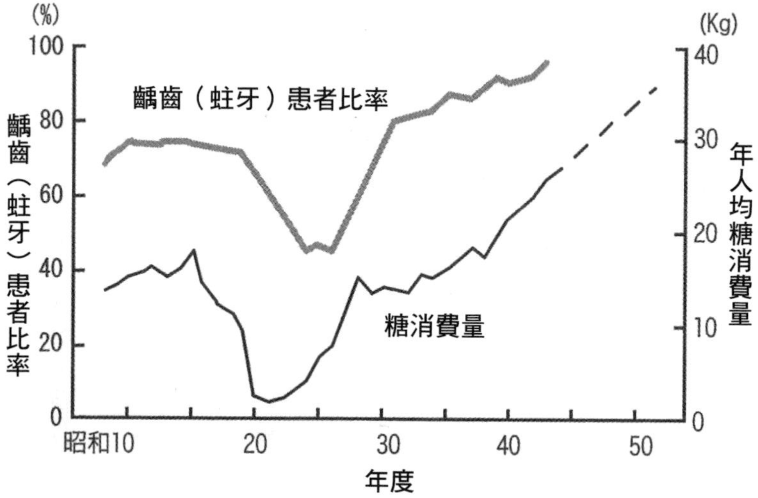

資料來源：竹內光春，1952

糖消費量的增減超過蛀牙患者的比率。

表 8　12 歲兒童患有蛀牙的平均顆數和含氟牙膏的市場份額、糖的人均消費量之對照

國家	蛀牙顆數（顆）	年份	含氟牙膏市場占有率(%)	年份	糖的人均消費量(kg)	年份
美國	2.6	1980	84	1984	36.2	1982
澳大利亞	2.8	1983	94	1982	51.6	〃
英國	3.0	1983	95	1982	44.4	〃
紐西蘭	3.3	1983	96	1980	50.9	〃
瑞典	3.4	1982	80	1982	43.8	〃
荷蘭	3.9	1982	82	1982	39.6	〃
芬蘭	4.1	1982	98	1982	41.3	〃
挪威	4.4	1982	70	1983	34.1	〃
丹麥	4.7	1981	95	1982	42.0	〃
日本	5.9	1980	15	1983	26.1	〃

資料來源：Journal of Oral Rehabilitation,27,1073,2000

與健康的人相比，缺牙而做牙橋的人其咬合力只有健康者的 80%，部分活動假牙的人只有 35%，全口活動假牙的人只有 11%。

聯止於人均糖消費量每年在25千克（公斤）以下。一旦超過這個量，就看不清其中的必然聯繫了。東京齒科大學教授高添一郎醫生的結論是，當時日本含氟牙膏的普及率不高，是蛀牙多發的主要原因。

同一個事實，有3位教授得出了3種不同的結論。竹內醫生和高添醫生的結論現在仍然通行。科學地思考問題時，通常是以事實為基礎，構建理論，最後得出結論。但是，正如這個事例所示，有時候一個事實也可以得出2個以上的結論，其中也不乏旋即遭到否定或者排除的結論。即便是專家，也有可信與不可信的。其評判標準應該是事實，應該看其是否合情合理。如果不是以一個事實，而是以兩個或者三個事實為基礎建立起來的理論，出現錯誤的機率可以降低。以事實為基礎的理論也有出現錯誤的時候，更何況缺乏事實根據的理論，豈不更屬於空中樓閣！

02 防止蛀牙

蛀牙預防法

兒童蛀牙預防法大致分為三種。一是使用含氟牙膏，二是減少糖的攝取量，三是溝隙封填。

其中最有效的預防方法是使用含氟牙膏。這種方法可以透過固齒達到預防蛀牙的目的。近來，兒童蛀牙急劇減少，其原因之一是含氟牙膏大量上市。圖13顯示的是含氟牙膏的市場占有率與兒童蛀牙的關係，含氟牙膏的市場占有率越高，兒童的蛀牙越少。

含氟牙膏的最佳使用方法是，先現將牙膏塗遍所有牙齒，目的是延長氟化物與牙齒之間的反應時間，延長肥皂作用的界面活性劑與牙菌斑之間的反應時間，然後按順序開始刷牙。先從右上牙外側刷起，從右向左。刷完左上牙外側

圖 13　含氟牙膏的市場占有率與蛀牙顆數

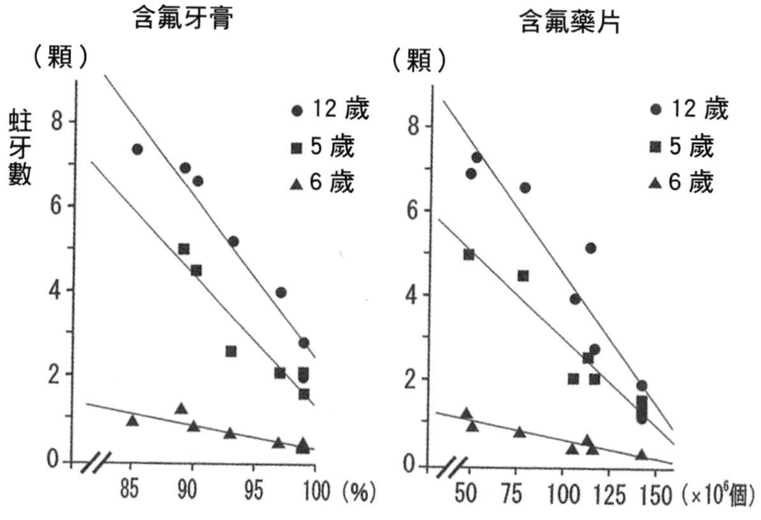

資料來源：H.Tala. Dral health in Finland.1992

含氟牙膏上市越多，蛀牙越是減少。

之後，轉移到左上牙內側，從左往右。最後刷牙齒的咬合面，一直刷到右下槽牙的外側。從右向左刷下槽牙的外側，接下來從左向右刷其內側。最後再刷下牙的咬合面。

另外，減少糖類的攝取量等於減少蛀牙。用餐時攝取的糖類與蛀牙基本無關，問題出在零食上。尤其是粘著性強的如麥芽糖、奶糖之類的糖果，需要特別注意。另外，清涼飲料和運動飲料大多含糖量高，也值得注意。

近來，這類粘性強的食品中不使用砂糖，而是用木糖醇（xylitol）[53]、天冬氨酰苯酸甲酯阿斯巴甜（aspartame）[54]等食品添加劑代替糖類，我向大家推薦這類甜食。

---

[53] **【木糖醇】**是從白樺和橡樹的樹皮中提取的五單糖酒精，其甜度接近蔗糖，熱量為五分之一。由於木糖醇對於因蛀牙菌導致的分解不易接受而用於防止蛀牙。

[54] **【天冬氨酰苯酸甲酯】**源於氨基酸的人工甜味添加劑。其甜度為砂糖的兩百倍。經口攝入時不受分解、代謝而排出，而且沒有急性中毒和慢性中毒的情況。

溝隙封填指的是在容易滋生蛀牙的咬合面上事先進行填充，改變咬合面上的寄存物形態，以達到防止蛀牙的目的。這種方法需要在牙齒長出以後請醫院實施，補一顆牙需要15分鐘時間。具體方法是用酸液將窩溝沖洗乾淨之後，塗上一層樹脂，使之凝固。

氟化物的預防效果

氟容易與鈣結合。氟化物集結在牙齒上，唾液上的鈣便集中在氟的周圍，使暫時溶解出來的鈣再次沉澱到牙齒上。有時候沉澱部分還超過溶解部分，這個過程稱之為「再礦化」。

牙齒上琺瑯質的主要成分羥基磷灰石[55]在有機酸的作用下，溶解成為磷酸鈣。但是，當氟作用於羥基磷灰石時可生成氟炭灰石[56]。氟炭灰石幾乎不受有機酸的影響，可以起到保護牙齒的作用，使牙齒難以成為蛀牙。

氟化物與氟斑牙

在對慢性氟中毒進行調查時，發現了氟對蛀牙的預防效果。在一個特定的地區，有的孩子長出的牙齒呈白濁化（氟斑牙，見照片5）。有段時間，這個地區的河水乾枯了，於是引來新的水源，此後出生的孩子就不再有氟斑牙了。

這個現像發生在美國。從河水乾枯的事實發現誘發氟斑牙的原因是飲用水，而且只局限在6歲以前飲用過河水的孩子。同在這個時候，實驗中給白鼠喝含氟的水，白鼠的下排門牙上生出了白線。

一九四〇年前後，迪安57對氟斑牙進行了調查，測定飲用水中氟的濃度，發現氟濃度越高的地區，氟斑牙的發生率就越高，以此做出飲水中含氟將導致

55【**羥基磷灰石**】是磷灰石的一種，化學式為$Ca_{10}(PO_4)_6(OH)_2$，是人體組織中最堅硬的牙齒琺瑯質的主要成分。

56【**氟炭灰石**】氟作用於羥丁酸炭灰石後生成，抗酸性強，不受脫礦（見21）影響。

57【**迪安**】H. T. Dean，曾經從免疫學角度證明飲用水中氟濃度與氟斑牙的關係，從而揭示了氟化物預防齲蝕的效果。

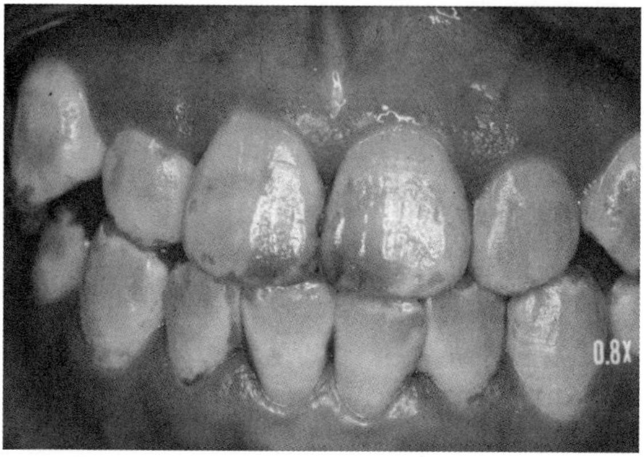

照片 5

照片提供：森本 基（日本大學名譽教授）

氟斑牙。在飲用水中氟的影響下，珐瑯質芽細胞的成長受阻，形成不透明的珐瑯質，牙齒似乎被漂白過一樣。

氟斑牙的推論。雖然這只是相關關係，尚未找到因果關係，但是因為有了給白鼠喝含氟的水，白鼠的下排門牙上生出白道的實驗結果，所以得出了氟斑牙的原因是飲用水的結論。氟斑牙還在顎骨中生成的時候就已經發生。形成牙齒琺瑯質的琺瑯質芽細胞58中氟的含量微乎其微，琺瑯質芽細胞工作正常，於是生成了透明的琺瑯質。然而一旦有超出一定範圍的氟存在於血液中，致使琺瑯質芽細胞不能正常工作，琺瑯質的生成便出現缺陷，長出的牙齒或者白濁化，或者凹凸不平。琺瑯質芽細胞在牙齒生成之後便不復存在，因此，成熟的牙齒不會遭到氟的損害。

其實，氟斑牙只出現在6歲以前喝過含氟飲用水，琺瑯質芽細胞活躍的人身上。上小學以後飲用含氟的自來水不會引起氟斑牙。斑狀牙的原因除氟以外，高燒不退、營養不良等也可能是原因之一。因此，由氟引起的斑狀牙被稱之為氟斑牙，以示區別。

58 **【琺瑯質芽細胞】** 構成牙齒琺瑯質基底的細胞。

另外，迪恩還發覺氟濃度高的地區，有蛀牙的兒童比較少。從而發現了氟對蛀牙的氟的濃度，使其發揮應有的作用。結果證明 1 ppm (part per million: 百萬分之一）的含氟飲用水不會引起氟斑牙，可以達到預防蛀牙的目的（圖14）。

一九四五年時美國曾實驗過，在自來水中投放氟化物，以減少蛀牙，結果初戰告捷。其後，在自來水中添加氟化物的做法，從美國和加拿大開始向世界推廣。歐洲也採取了在自來水中添加氟化物的做法，然而瑞典為配合綠色和平運動，於一九九〇年停止添加氟化物。儘管如此，兒童的蛀牙仍在持續減少，這是含氟牙膏迅速普及的緣故。

圖 14　飲用水中的氟濃度與蛀牙、氟斑牙

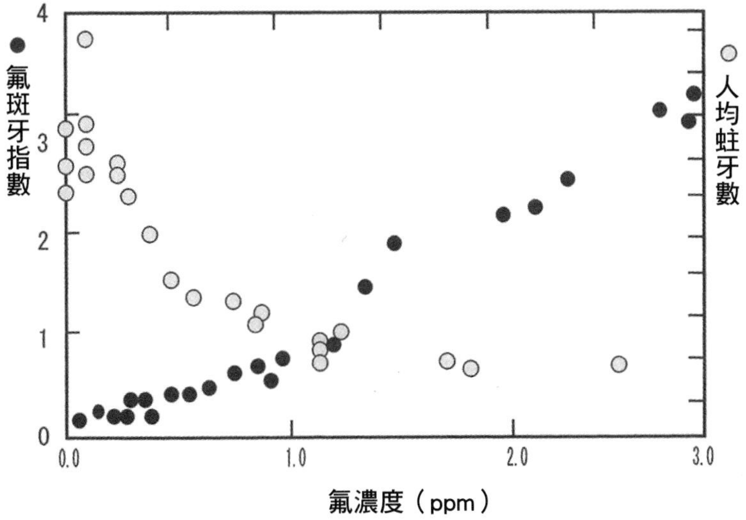

資料來源：根據 AASP 1942, IDJ1942 製圖

氟斑牙的發生率低，蛀牙就少。預防蛀牙的氟濃度選定為 1 ppm。

CHAPTER 4

人的一生，牙的一生

01 為了一生使用自己的牙進食而努力

為了實現「一輩子都用自己的牙齒進食」的目標，關鍵是預防蛀牙和牙周病。一旦患有蛀牙或者牙周病，應當盡可能選擇在不拔、不刮、不切牙齦的醫院就診。最近，醫療機構普遍建立了名為「知情同意」（Informed consent，意指患者在知情的情況下同意）的治療機制，牙醫在治療之前務必將準備實施的治療方案向患者進行說明。這時候，患者應該嘗試提出不拔、不刮、不切牙齦的治療要求。在說不通的情況下，一定要再選擇另一家醫院，聽聽第二意見（Second Opinion），即徵求其他醫生的意見。這時候選擇的醫生最好在年齡上與上一位醫生有所差別。兩位醫生的意見如果一致，則按醫生的方案接受治療。如果不一樣，或者自己作出選擇，或者再找第三位醫生諮詢。

如上所述，預防蛀牙應當儘量控制糖類攝入和使用含氟牙膏刷牙。在糖類的攝取量上，尤其要注意含糖多的冷飲、食品和運動飲料。飯後甜點與蛀牙關係不大，但含糖的零食容易造成蛀牙。一九五〇年，瑞典倫多的郊外，有一處名叫拜普·伏爾慕的精神病院，在那裡進行過一次人體實驗。以住院病人為對象，一組是每天提供30克砂糖作為零食，另一組是在正餐時提供，藉此比較兩組的蛀牙發生情況。最後發現正餐時提供砂糖的一組蛀牙的增加不多，而作為零食提供的那一組蛀牙明顯增加。這是因為吃飯時攝入的砂糖被其他食物稀釋了，所以生成的有機酸不多。與之相比，作為零食吃掉的30克砂糖沒有被稀釋，高濃度的砂糖在細菌的作用下，產生了大量的有機酸。

我曾經在一次預防蛀牙的演講會上說過：「給孩子吃甜食容易患蛀牙。所以，請家長們儘量不要這樣做。」話音剛落，一位先生說：「你是個醫生吧？既然是醫生，你就應該想出一個吃了甜食也不得蛀牙的辦法！」現在，吃了甜食也不得蛀牙的辦法已經有了。一是氟化物的應用，再一個是代糖的使用。氟化物透過使用含氟牙膏得到應用，牙膏裡的氟是氟化鈉（NaF）和單氟磷酸鈉（MFP），牙膏盒上標有NaF或者MFP，建議大家選用。但要記住一點，開始刷牙時要先把這種牙膏塗滿所有的牙齒。

代糖以木糖醇為代表。木糖醇是從白樺樹中提取的，甜度與砂糖相仿。蛀牙的發生是由細菌讓砂糖發酵引起的，蛀牙菌不能利用木糖醇，所以也就不可能製作出有機酸。另外，我們還發現木糖醇對蛀牙的生長也有抑制作用。

牙周病的預防可以通過刷牙產生的機械性刺激增強牙齦的健康。牙齦的新陳代謝能夠正常進行，就不會出現炎症。為了維持和提高牙齦的新陳代謝，需要在刷牙時點擊牙齦。刷牙的作用只限於刷毛觸及的部位，所以必須將刷毛插入牙與牙之間，也就是我們推薦的「牙籤法」。此外，電動牙刷、溫熱刺激和維生素C等「清道夫」[59]對細胞分裂也有促進作用，但都不如刷牙的效果好。不過，這些方法各有側重，大家不妨多管齊下。

02 孕婦的口腔保健

母嬰健康手冊

日本的婦女發現自己懷孕後，到屬地的市、區、町、村政府部門登記時，不分國籍和年齡，都可以領到一本母嬰手冊。按照手冊上的提示接受服務時，可以免費享受到國家優厚的保護待遇。母嬰手冊的推廣使新生兒的死亡率急劇下降，也使日本當之無愧地成為世界第一的長壽國。手冊的功效得到了世界各國的一致好評，許多國家紛紛仿效，開始建立與日本基本相似的服務體系，提供相同的服務內容。日本在國際間以先驅的角色，在這方面努力實踐，並具有模範作用。

59 【清道夫】處理體內廢棄物和有毒物質的器官、細胞和物質。

妊娠期的牙齦炎

妊娠後導致牙齦炎出現惡化趨勢，一般稱之為妊娠期牙齦炎。這是因為妊娠期間荷爾蒙的平衡與平時有所不同，一方面構成牙周病原菌容易棲息的環境，另一方面是孕婦本身的抵抗力降低。如果在妊娠期間注意仔細刷牙，則不會有牙齦炎出現。

重症牙周炎

孕婦患有重症牙周炎的時候要格外注意，因為在這種情況下出現低體重嬰兒和早產的概率比較高。關於這種現象與重症牙周炎之間的因果關係，現在還無法解釋清楚。但是，牙齦細胞對牙周病原菌分解的菌內毒素反應敏感，可產生細胞激素。這種情況幾經發展升級，可能會導致孕婦早產或者影響嬰兒的體重。藉由對牙周病的治療，有可能預防這種情況發生。

尤其是牙齦出血的孕婦，該部位潰瘍後非常容易引起菌內毒素的感染，發現牙齦出血最重要的就是儘早治療，這時候使用「牙籤法」效果不錯。上皮細胞和血管內皮細胞不斷繁殖，杜絕牙齦出血，斷絕牙周病原菌的營養源，以達到抑制病原菌繁殖的目的，孕婦因此而享受到牙周病症狀消失後的輕鬆。

03 嬰幼兒的口腔保健

嬰兒口中的細菌

剛出生的嬰兒口中是沒有細菌的，但是過了5、6個小時之後，便可從口腔內分離出細菌。細菌很容易附著在人的口腔裡，我們從生出來的那天起一直到亡為止，每天都在和細菌打交道。無菌的環境對於人來說屬於異常狀態。在無數種細菌中，病原性細菌寥寥無幾，幾乎所有的細菌對人體都是無害的。在這個地球上是先有細菌，才有人類，可以說是人類闖進了細菌的生存環境。因為細菌結構非常單純，某種細菌即使遭到打擊，也能輕而易舉地變異，不斷增添新的菌種。MRSA就是最具代表性的一例。因此，我們應當考慮如何與細菌共存。比如最近有滅菌產品問世，那麼，它所消滅的不僅是帶有病原性的細菌，也排除掉了與我們和平共處的細菌。

非病原性細菌一旦被人排除，取而代之的新細菌便侵入蔓致，我們把這種現象稱為細菌交替現象。這種現象將導致口腔發黴，佈滿白膜（口腔念珠菌症⑥⓪）。

棲息在人體內的細菌種類，因食物和環境的變化而變化。變形鏈球菌（蛀牙菌）在自然界裡無處不在，在常吃糖類食品的人的口中，變形鏈球菌占盡優勢，反過來說，如果沒有糖，變形鏈球菌就無法生存。所以，糖的攝取量如能降低，變形鏈球菌將自然減少。

據說變形鏈球菌能經由母嬰傳播，這是理所當然的。經常進食糖類食品的母親口中充滿變形鏈球菌，嬰幼兒吃了大量的糖類之後，變形鏈球菌如魚得水。究竟是誰把變形鏈球菌移轉給了誰，其概率比較高的還是母親移轉給了嬰幼兒。我們認為變形鏈球菌經母嬰傳播理所當然的說法，無可非議。所以，在

---

⑥⓪【**口腔念珠菌症**】由名為念珠菌的黴菌引起的感染症。口腔內沒有常住菌時，呈雪片狀的白色苔癬附著在舌部背面和內腮黏膜上。

給嬰幼兒吃斷奶食品的時候，對嬰幼兒的專用杓一定要次次消毒的理論未必妥當。人與細菌共同生存，需要借助非病原菌的力量，嬰兒也不可能在無菌環境裡長大。

母乳餵養

一般說來，新生兒每隔3個小時吃一次奶，一天要吃8次。如此說來，做母親的非常辛苦。早上9點餵奶，中午12點、下午3點、傍晚6點、晚上9點、半夜12點、淩晨3點和早晨6點，總共8次。其間還要換尿布，否則嬰兒就鬧脾氣。再加上為丈夫做飯、洗衣服、準備洗澡水等等。隨著嬰兒的成長，餵奶的次數減到7次、5次、終於熬到了3次。但是，嬰兒胃小，肝也小，所以需要少量多餐，均勻進食。

嬰兒一出生就知道尋找乳頭吸吮，而且是大口大口地吸吮，非常賣力，吃累了就離開乳頭。這種吸吮運動使得嬰兒面部肌肉發達，有助於下顎發育。如果運動不足，嬰兒就用吸吮手指代替。因此過去，常見有用奶瓶餵大的孩子吃手指頭的情形。

據說是因為橡膠奶嘴的孔比較大，讓嬰兒上下顎的肌肉在尚未感到疲勞的短時間內，便將所需牛奶喝光。嬰兒為了滿足自己的要求，只好吸吮手指。從穩定嬰兒情緒的角度考慮，母親的乳房是無可替代的，而用奶嘴的孩子顯得有點可憐。

吃母乳時的吸吮運動是人的本能，而到了咀嚼階段則需要模仿，從液體狀態的母乳過渡到粥狀的斷乳食品。在這個階段，嬰兒開始養成吞嚥習慣。嬰兒出生4、5個月以後，什麼東西都想往嘴裡放。有人在這種時候把胡蘿蔔和西洋芹放在孩子手裡，讓孩子吸吮。孩子習慣了胡蘿蔔和西洋芹的滋味，日後可以避免染上偏食的毛病。孩子長到1歲半時長出臼齒，開始練習咀嚼。這時候母親的訓練變得愈發重要，建議在添加斷乳食物的時候，注意培養孩子慢慢咀嚼的習慣。

母乳是營養非常豐富的食物，完全可以滿足嬰幼兒健康成長的需要。如果母乳不足，只靠母乳餵養，幼兒吃不飽時，往往得用奶粉補充。在讓孩子喝牛奶時，家長應當了解奶粉是牛乳製品，

牛奶對於剛出生的小牛來說具有豐富的營養，但對人類的嬰幼兒來說只是輔助食品。牛奶裡含有大量的酪素[61]，進入嬰兒的胃裡將形成名叫「凝乳」的硬塊，致使嬰幼兒消化不良。於是，廠家對牛奶進行改良，使之變為軟凝乳。

另外，牛奶裡的腦糖[62]成分不足。人腦裡含有許多腦糖，嬰幼兒對腦糖需要量超過小牛。牛的大腦和嬰幼兒的大腦在結構和功能上有所不同，因此，需要在奶粉裡摻加腦糖，這樣才能把孩子餵養得更加聰明。不過，大量攝取碳水化合物會使嬰幼兒肥胖，而母乳餵養的嬰幼兒沒有那麼胖，所以，也有人認為僅靠母乳餵養，將導致嬰幼兒營養不良。傳統觀念是健康的孩子都胖乎乎的，這種觀念往往讓肥胖兒苦不堪言。

許多廠家在奶粉生產上苦心研究，持續解決了上述的諸多問題。然而在免

疫方面存在的問題還有待於解決。嬰兒出生6個月以內基本上不發燒，這是因從母體帶來的免疫力和母乳所含的免疫成分仍在發揮作用。但是，牛的疾病和人的疾病是不同的，奶粉裡含有防止牛生病的免疫成分，沒有防止人生病的免疫成分，所以，我們還是鼓勵母乳餵養。

另外，人們往往用熱水給奶瓶消毒，聽說最近有的奶瓶容易溶解出一種名叫雙酚㊸的化學物質。這種物質可以引起遺傳基因變異，嬰兒不宜攝入，這也需要引起家長的注意。

㊶【**酪素**】牛奶和乳酪中含有的磷蛋白之一，占奶蛋白質的80%。

㊷【**腦糖**】也是構成腦內糖脂質和細胞膜的糖蛋白質成分，經乳腺轉化為葡萄糖。

㊸【**雙酚**】環氧樹脂之類原料，攪亂內分泌的化學物質，懷疑對胎兒和孕婦有不良影響。

斷乳

經常聽人說現在的孩子下巴短，且說這是因為家長不給孩子吃硬東西和喝牛奶的結果。用奶瓶喝奶時不怎麼費力，吃軟的食物往往無需咀嚼便可直接吞嚥，這些都直接影響到幼兒下顎的發育。下顎過短將造成牙齒不整的後果，解決這個問題比較見效的方法是咀嚼木糖醇口香糖。咀嚼的過程也是刺激大腦的過程，同時，木糖醇還能夠抑制變形鏈球菌的繁殖。不過，需要注意的是不要咀嚼過多，否則將引起腹瀉。

過去，幼兒在斷乳成功後開始和大人一起進食，一日3餐外帶點心。想一想，所謂的「點心」幾乎無一例外的等於甜食，營養結構容易失衡。運動飲料和冷飲喝得多，使變形鏈球菌得以休養生息，進而形成蛀牙。重要的是點心時間要掌握在上午10時和下午3時。而每次點心如果是現做的話，工作量太大，所以，不如把前日剩下的部分食品用在點心上，有助於保持兒童的營養平衡。

嬰兒開始長牙一般是在出生6個月以後，不過也因人而異。有的嬰兒在出生1年後才長出乳牙。先從下排前齒長起，然後是上排長兩顆，接著，上排又長出2顆，然後又下排繼續長出前齒。在1歲半的時候乳牙長出第一臼齒，到了2歲半時長出第二白齒，20顆乳牙全部出齊。乳牙的生長也有變化，但任何一顆都可以使用5至10年。所以，在這個期間應當注意不要出現蛀牙。乳牙下露出恆恆齒的芽，吸收乳牙的牙根，牙根被吸收的乳牙漸漸鬆動，最後脫落。有的地方流傳這麼一種風俗：若孩子的下牙掉了，扔到屋簷上。上牙掉了，就扔到牆腳下，據說這樣做可以讓孩子的牙齒結實一輩子。

有時候也會因為恆牙沒有露出來，乳牙的牙根沒有被吸收。在這種情況下，這顆乳牙就要用一輩子了，切不可因為乳牙的壽命是5至10年，便對這顆乳牙掉以輕心。這種牙相當牢固，咀嚼功能強大。再有，因為它長時期與唾液接觸，堅硬而不易鈣化，牙根也未被吸收，其作用的發揮比起恆牙毫不遜色。

牙齒的鈣化

牙齒也是由無數個軟細胞構成的。卵子和精子結合後，細胞分裂，從口到臀一脈相通。發配到口腔部位的細胞經過分化形為牙齒的雛形，其後雖然進一發展成為牙齒的形狀，但仍然比較軟弱。於是，經血液輸送而來的鈣不斷沉澱，牙齒漸漸牢固起來，這就是鈣化的過程。乳牙的鈣化始現於胎兒，而恆牙的生成是在出生以後。牙齒長出之後，鈣化仍在繼續。乳牙和剛剛長出的恆牙之所以容易患有蛀牙，主要是因為接觸唾液的時間過短，鈣化不夠充分。在有機酸的作用下一旦出現脱礦現象，部分牙齒將被腐蝕成蛀牙。

兒童容易有蛀牙，長大以後蛀牙基本不再發展，這是因為成人的牙齒鈣化非常充分。即使一時出現有機酸引起的脱礦現象，牙齒也不至於惡化到部分缺失的地步。況且，唾液中的鈣不斷沉積，牙齒持續鈣化。這時候如果有氟化物出面相助，對鈣化進程更為有利，牙齒比以前更加堅固。因此，我還是奉勸大家在孩子長出牙齒以後，要使用氟化物漱口或者使用含氟牙膏刷牙。另外，常喝牛奶也有助於牙齒鈣化，使蛀牙難以再現。

嬰幼兒的健康體檢

根據母嬰手冊的要求，嬰幼兒長到1歲半、2歲、3歲的時候都要接受健康體檢，其中也包括牙科的健康檢查。而防止嬰幼兒患有蛀牙是1歲半和3歲體檢時，特別關注的重點內容。

嬰幼兒從出生半年後到1歲半為止，是乳牙相繼發生蛀牙的時期，16顆牙長齊後告一段落，幼兒開始和大人一樣進食了。此時患有蛀牙，代表對口腔的健康管理出了問題，但這種病例並不多見。因為在對待高風險時期的嬰幼兒上，讓母親接受衛教人員指導是奏效的。尤其是對甜食的控制。專業人員應當調查包括點心在內的嬰幼兒膳食內容，提出改善的具體措施，尤其是控制砂糖的攝取量以及有效使用氟化物。

兒童在2歲半的時候將長出最後的乳白齒，要充分利用3歲時的健康體檢機會，仔細檢查乳牙生長情況，掌握今後預防蛀牙的具體措施。從1歲半開始健康體檢，已經過去了1年半的時間。這個時候請牙醫對牙齒的保健效果做出評價恰到好處。可能的話，建議兒童以接受氟化物塗抹的方式預防蛀牙。

在嬰幼兒健康體檢裡有一項是齲蝕活動試驗㊽，這與預防蛀牙沒有直接關係。這個活動是採集唾液和牙菌斑，然後與蔗糖一起培養，查看pH值的降低程度，這個數值與實驗材料中的變形鏈球菌成正比。過多攝取糖類食品的兒童口中滋生的變形鏈球菌也多，所以，這個試驗活動可以如實反映出兒童的糖類攝取情況。齲蝕試驗的結果為陽性時，糖的攝取量應當減少，也不要忘記使用含氟牙膏，試驗結果判定為陰性時，需要注意的事項也和陽性時一樣。

04 小學生的口腔保健

小學生的蛀牙

兒童到了入學的年齡會生出很大的臼齒，這是恆牙中的第一大臼齒。這不是換牙，而是和乳牙一樣第一次長出來的牙。為了與繼生齒（替補乳牙的恆牙）加以區別，我們叫它加生齒。在第一大臼齒的後邊還要有第二大臼齒長出。上中學前，從長出第一大臼齒到長出第二大臼齒期間，便是乳牙更換期，兒童在小學期間恆牙基本換齊。也有的同學等到高中畢業時生出第三大臼齒，即智齒，因為它是在父母毫無察覺的情況下長出來的，因此民間也常把這顆臼齒叫做「親不知」。

64【齲蝕活動試驗】針對個人患有蛀牙的可能性和蛀牙狀況的調查活動。

小學期間最需要重視的是蛀牙，因為蛀牙最容易在牙齒生出3年內發生，尤其容易發生在牙齒咬合面的窩溝裡。關於預防蛀牙的詳細方法已經在前面的蛀牙章節裡介紹過了，要控制糖的攝取量和使用含氟牙膏刷牙，而且要注意把含氟牙膏塗到牙齒咬合面上。

有的小學實行使用含氟漱口液漱口的制度，在預防蛀牙上收到了意想不到的效果。也有人反對使用氟化物，所以有的學校用清水取代氟化物，咕嚕咕嚕地漱口。我還是奉勸大家一定要加入用含氟漱口液漱口的行列。反對使用氟化物的人無非有這麼幾個理論背景：使用有毒的氟化物情理難容、用「一刀切」剝奪個人自由是不對的、學校是教育場所並非保健機構等。我們在認真採納各方面意見的基礎上，採取多種靈活機動的方式來推動氟化物的使用，沒有必要在一個大集體裡採取絕對統一的方法。

氟是官方指定的劇毒物，少量的氟可以引起中毒，出現嘔吐、流口水、腹痛、發冷等症狀，甚至導致死亡。慢性中毒有骨硬化症和氟斑牙發生。在科學不發達的年月，有毒物質是絕對不能沾的。對於有毒物採取的態度是零容忍和零風險。但是，科學在進步，量化標準趨於合理化。人們發現即使是有毒物質，但如果能夠控制在一定的量，只會有助於增進健康，而不會損害健康。這就是毒物的控制取向。止痛藥和止咳藥都有毒，但是，透過我們對量的調控，它就能發揮藥物治療的作用。因此，合理使用氟化物同樣可以達到增進健康的目的。

牙齒矯正

牙齒矯正不在健康保險的範圍內，屬於自費部分。上顎突出的暴牙、下顎突出造成的戽斗以及排列不整等，都是整形牙科的矯治對象。牙齒矯正的最佳年齡段是小學時代，如果有令人擔心的症狀出現，可以聽取矯正牙醫的意見。最近研發的矯正方法有切開顎骨降低前齒或者嵌植托牙。不管怎麼說，如果採取第二種治療方法，可以向矯正牙醫諮詢，有條件時應當多聽取幾位醫生的意見再決定。

05 青壯年期的口腔保健

牙周病多發期

小學階段過後發生的蛀牙多見於牙與牙之間（鄰面齲蝕）和填充物的側面（二次蛀牙），最有效的預防方法莫過於使用含氟牙膏。

一到青春期，便進入牙周病的多發期。刷牙出血的人增多。牙齦出血是早期症狀，認真刷牙便可解除。而「牙籤法」是最有效的刷牙方法。這個年齡段的牙齦炎應當儘早治療，在許多情況下有可能恢復原狀。但是如果置之不理，形成牙齦袋，病情將繼續加重。等到牙齦袋形成之後就難以復原了。即便是透過刷牙緩解了出血和牙齒鬆動的症狀，也還存在著復發的可能。所以，建議大家應當定期進行護理。

牙齒漂白（Bleaching）

最近，有人嚮往一副潔白牙齒，對牙齒進行漂白（Bleaching）。人的牙齒用次氯酸[65]等液體漂白後雖然潔白了，但是，健康的牙齒琺瑯質是透明的，透出底下的象牙質顏色，看起來應該微微發黃。為了讓牙齒顯得潔白，將透明的琺瑯質處理得不透明了，影響到光線反射。這種處置如果順利則問題不大，但是，時有弄巧成拙的情況發生，需要重新處理。反復幾次，便成了一副無透明感的慘白牙齒。如果再不注意的話，只好在磨牙後鑲戴陶瓷牙套了。網上的廣告有這種說法：「我的牙齒漂白後無可挑剔。」其實，打出這種廣告本身就意味著牙齒漂白有較高的失敗概率。我們需要的是具體資料，看看在多少人裡有多少人收到了滿意的效果。

不過，當一顆牙變色的情況下，漂白還是見效的。那就是在拔掉牙神經時血液成分流入牙本質小管[66]裡，使牙齒變成暗紅色，反過來也有牙神經壞死的

---

[65]【**次氯酸**】是弱性鹽基酸，化學式為HClO，用於漂白劑和殺菌劑。

情況發生。這個時候，通過拔掉牙神經後留下的牙洞進行漂白，可以收到令人滿意的改善效果。

復發性口瘡潰瘍

活動舌頭或者觸到物體時，嘴唇、腮內側和舌根處有痛感或者怕酸，這時仔細觀察這些部位，會發現紅色圓圈內有白色潰瘍，這就是所謂的「復發性口瘡潰瘍」。有時候只有一片，有時候斑斑點點。而且有人在一年裡反復多次發作。病因不明，但是服用大量維生素B_2、維生素C和鈣以後漸好。維生素C具有抑制活性氧的功能，可以在很大程度上滿足治療的需要。

治療復發性口瘡潰瘍，可以用含有副腎皮質荷爾蒙的軟膏和藥貼，塗抹或者敷在瘡面上。不過，治標不治本，難以防止復發。

顳顎關節症

嘴張大時顎關節疼痛，發出聲音，有時候難以張大，這些症狀統稱為顳顎關節症。每當張嘴時顎關節嘎吱嘎吱作響者，屬於輕度顳顎關節症，類似伸腿時膝關節咯吱咯吱作響。

一般說來，顎關節症容易發生在鑲有金屬牙套的人身上。最近又有人說常見於拔去智齒的人。另外，長期勞累也能導致顳顎關節症。

鑲製的金屬牙套往往略低於天然牙齒的咬合面。如果咬合面略高，咬東西時會有痛感。為了避免這種情況發生，必須將咬合面略微降低。口中鑲有金屬牙套過多者在不知不覺中，比自然牙齒的咬合程度要深一些，加重顳顎關節的負擔，這也是磨牙造成的負面影響，起因在於齒科醫療，也叫作醫原性疾病。

多數顳顎關節症無需治療。除了嘎吱作響，不會給人帶來更大的麻煩，不

66【牙本質小管】是牙齒牙本質內的細管，管內布有神經樣的纖維。

少人一輩子都是這麼過來的。如果出現痛感，需要調整咬合程度，也有在睡覺時咬住合成樹脂板，使顳顎關節保持靜養狀態的治療方法。嚴重時還有做手術的必要，不過，要選擇設備齊全的大醫院。

口臭

年齡大了體臭隨之而來，口臭現象也會出現。老年人大多意識不到自己有口臭，周圍的人也不好意思提醒，所以也就想不到去看醫生。口臭多見於男士，然而女士也不在少數。過去總認為口臭是一種難以治癒的症狀。但是，自從能夠對口臭進行分類以後，發現分成可治的和不可治的。本人意識不到而他人能夠感覺的口臭屬於容易治癒的，那種只有本人才能感覺的口臭比較難辦。

口臭散發的氣體中含有硫化氫[67]、甲硫醇[68]、二甲基硫[69]等，其共同點是硫磺，口臭的發生物質統稱為揮發性硫化物。一般認為，這種硫磺的來源是白血球。

白血球聚集在有炎症的部位，甚至可以說因白血球聚集而發生炎症。白血球集中到牙齦炎和牙周炎的部位，從牙齦溝和牙齦袋溢流至口中，粘附在臉頰內側和牙齦上，很容易被唾液沖到胃裡。只有粘附在舌部的白血球留在舌部粗糙的表皮內不肯輕易出來。結果，白血球的壽命一到，便壞死在這裡，於是，揮發性硫化物從嘴裡散發出來，這就是口臭生成的原因。

因此，所謂清潔舌頭表面可以去除口臭，指的就是「移除白血球的死屍」，然而更重要的是要設法減少白血球的數量。去除口臭應當從治療牙齦炎和牙周炎開始。雖說刷牙時牙齦出血也是口臭的指標之一，但白血球在紅血球之前已經出現，所以，有時即使牙齦沒有出血也會有口臭發生。牙齦不再出血，白血球的滲出隨之減少，口臭的症狀將得到緩解。我們說「牙籤法」對口臭也有療效，也是因為牙齦潰瘍得到恢復的緣故。

---

67 **【硫化氫】** H_2S。其氣味類似臭雞蛋。

68 **【甲硫醇】** CH_4S。其氣味類似腐爛的捲心菜。

69 **【二甲基硫】**（CH_3）$_2S$。其氣味類似海水的腥味和腐爛的捲心菜。

蛀牙較多的人通常也伴有口臭，改善的辦法就是治療蛀牙，而且刷牙千萬不可敷衍了事。

成人牙科檢查

40歲、50歲、60歲等人稱「逢十體檢」之時，一定要接受牙科檢查，要集中精力整治牙周病。牙周病從40歲起開始增多，鑑於此，牙科檢查不可輕忽。牙周病的檢查通常包括牙齦出血情況、牙齦袋的深度，以及牙齒的鬆動狀況。如果發現這些症狀將立刻被轉到牙科醫院，在那裡免不了要被切開牙齦，把牙拔掉。所以，體檢時醫生應當進行有效指導。牙齒鬆動、牙齦袋加深和牙齦出血等症狀，均可透過「牙籤法」得到緩解。由於「牙籤法」還沒有推廣到全國所有的牙醫，所以我希望大家主動練習，自我實施。

開展成人牙科檢查活動的意圖是對蛀牙和牙周病爭取做到早發現、早治療。牙科的兩大疾患——蛀牙和牙周病，是完全可以預防的。大力開展預防活動比早發現、早治療更為有效。

早發現、早治療（二次預防）之目的，是在病情開始惡化以至於貽誤時機之前的治療，對於預防效果不明顯的疾病有效。但是，明明有辦法預防，卻在疾病發生之前袖手旁觀，發生之後再設法對付，這樣做總給人一種恭候疾病到來的感覺。

早發現、早治療的意義在牙科保健上漸漸起了變化，有必要借助牙科檢查繼續保持保健教育的方向。如果僅僅停留在發現病情勸導治療上，不利於促進患者的健康。因為接受勸告的人到醫院治病，不得不接受牙齒被磨，有時候甚至被拔的後果。

牙科保健指導

日本的醫師法第一條寫道：「醫生通過醫療及保健指導，為提升和促進公共衛生水平作出貢獻，以確保國民健康生活。」牙醫承擔牙科醫療及保健指導。但是，健康保險支付的物件只限於對疾病的處置。醫生和牙醫受到經濟條件的束縛，進行保健指導達不到創造收入的目的。其結果造成醫療和牙科醫療優先，保健指導放在一邊的局面，這就是目前醫療制度的一大缺陷。治病救人固然高尚，而在保持和促進國民健康方面卻敷衍了事。如果醫生、牙醫們都重視保健指導，國民的健康水準一定能夠得到進一步的提升。

儘管處於這種醫療制度之下，牙科保健指導依然在穩步推進。然而，成功與否的關鍵在於人在接受保健指導以後是否訴諸行動。如果僅僅停留在了解或者口頭上答應，那就大錯而特錯了。人們往往知道別人是怎麼說的，一旦輪到自己說的時候卻說不出來。這是因為知識沒有得到充分的運用，所以才無從表達。進而言之，「說」與「做」之間本來就有較大距離，付諸行動時一方面需要勇氣，另一方面需要毅力，聽來的道理人只能記住十分之一，做人要「說三分，做七分」。在保健指導上，醫務人員應當想方設法，讓人們銘記在腦海裡，落實在行動上。

06 老年人的口腔保健

牙齒排列

人老了以後在牙齒排列上開始出現問題，許多人的下排前齒變得歪七扭八。下排的後牙也隨著年齡的增長開始向前突出。由於上下排的臼齒向前擁擠，致使上排前齒在它們的擠壓下多少帶有暴牙的性質，同時導致下排前齒前後重疊，這就是常見於老年人牙齒上的排列不整現象。雖有辦法可以矯治，但是大多數老人卻選擇置之不理。

牙根上的蛀牙

歲數大了，牙根出現蛀牙，這叫作根面齲蝕。有人在牙周病的影響下牙齦萎縮，牙根露出，並且在這個部位上生成蛀牙。因為出現在牙與牙之間，不便治療，令牙醫叫苦不迭。如果採用「牙籤法」預防，可以避免根面齲蝕的情況發生。

另外，即便採取鑲制金屬牙套的辦法，也鮮有治癒的例子，蛀牙一旦生成往往一拔了之，但是，如果保留牙根，還可以用來固定種植釘，接受人工鑲牙。一次的努力換來牙齒多年的壽命，這種嫁接的牙齒用起來既有咀嚼的快感，又保留著對大腦的刺激，具有人工植牙遠不能相比的健康意義。

牙齒的裂紋

咬東西時若牙齒一陣鑽心的疼痛，然後怕涼怕熱，這種情況通常是因為牙齒的琺瑯質有了裂紋。咬東西時在牙齒的壓力下裂紋張開，感覺疼痛。由於裂紋的出現，牙神經容易受到冷熱刺激。這種情況如果出現在過去，解決之道可能是抽掉牙神經，或者鑲制牙套。而現在不必抽去神經，可採取用金屬環將牙齒緊箍的辦法，防止裂紋繼續擴張。

牙齒的裂紋多發於人到中年以後。年輕時常見於咬合部位有填充物的牙齒上。另外，有時候裂紋也會出現在健康的牙齒上。這是牙齒的琺瑯質經過鈣化變硬變脆的結果，目前還沒有辦法預防。

牙齒的折損

牙齒在鈣化過程中不斷變硬、變脆。因此，如果碰上堅固的東西，牙尖部分容易殘缺，由於對外觀影響不大，也沒有痛感，可以不予理睬。有時候牙冠折斷，只剩下了牙根，過去遇有這種情況時索性徹底拔掉，鑲制牙橋或鑲假牙。最近多採取保留牙根，固定種植釘，進行鑲牙的處置方法。牙根低於牙齦時也不必拔去，可以用來接牙。接牙需要先在牙根管上植入金屬柱心。然而經過這種處置的牙一旦出現問題則難以再度接受治療，只有忍痛拔去。但是，與拔牙相比，接牙畢竟可以延長牙齒的壽命。

假牙的護理

牙醫經常囑咐，可以取出的假牙到夜晚睡覺時，需要取出浸泡在水裡。從牙齦粘膜需要休息的意義上看，這樣做是有好處的。但是，在假牙顆數不多的情況下可以這樣做，而在假牙顆數多，尤其是全套假牙的時候情況就不同了。據說戴著假牙睡覺有助於提高睡眠品質。

假牙需要每天清洗一次。這時候，用牙刷按摩與假牙抵觸的牙齦，可以有效保持牙齦粘膜的健康。

味覺障礙

50歲過後，有時候突然覺得進食無味，此為味覺障礙。最常見的群體是患有高血壓和動脈硬化的人。因為味覺障礙往往是降壓藥或者解熱藥、血管擴張劑引起的副作用。治療風濕性關節炎的藥物也容易引起味覺異常。其他藥物也有，應當從自己經常服用的藥物查起。

另外，味覺障礙有時候是體內缺鋅造成的。鋅是構成味覺細胞不可缺少的成分，當細胞分裂的時候，在服用的藥物或者其他原因的影響下，鋅無法吸收，應當主動攝取含鋅量高的食品，如綠茶、芝麻、海藻、豆類等。然而即便是注意攝取上述食物，若想完全恢復也需要一兩個月的時間。

癌症患者有失去味覺的症狀。在這種情況下，化驗血液中的含鋅量便可知道。有病例證明發現，缺鋅時服用含鋅的腸胃藥後，味覺得到了恢復。

生活不能自理者的口腔保健

有報告稱，經常清潔生活不能自理者的口腔可以降低吸入性肺炎⑩的患病率，有助於恢復健康。對於臥床不起的人，護理人員的工作量相當大，往往無

⑩【吸入性肺炎】香咽唾液、水、食品的時候，誤入氣管，由此引起的肺炎。

法顧及病人的口腔衛生。這種狀況下，我建議使用電動牙刷，只要將電動牙刷頭抵在牙齒或牙齦上即可達到目的。提醒一下，必須按照順序刷，而最初使用電動牙刷時，震動的強度可能讓病人受驚，一個辦法是先用手指確認牙刷的震動強度，然後再送入嘴裡。

CHAPTER 5

爭取享受理想的牙科醫療

01 牙科醫療的現狀

醫療保險

讓我們再回到表1（第38頁）。岡山大學的學生根據這個表推論，目前的牙科醫療如果原地踏步，長壽者將失去自己的全部牙齒。試想，這個體系迫使牙醫不得不為維持自己的生計而忙於磨牙、拔牙、拔去牙神經、鑲制假牙等等，越是費時費力的治療，經濟效益也就越高。反過來說，如果不磨、不拔，牙醫的生活將難以維繫。如果沿著目前的這條路繼續走下去，將要印證「大家的牙齒遲早會全軍覆沒」的這個假說。

昭和三十七年（一九五二年）的時候，日本全體國民加入醫療保險，國民隨時隨地都可以在支付低廉的醫療費之後接受治療。當時，蛀牙猖獗，牙醫數量不足，請牙醫看牙需要付出昂貴的治療費。國民健康保險制度的建立讓所有的人不必付出昂貴的費用，隨時隨地接受治療，非常方便。但是現在呢，在這個牙醫數量增加，而且蛀牙已經明顯減少的時代，反而由於過度的治療而引出種種弊端。不磨也可以的牙被他們磨了，還可以使用的假牙被他們換了，而且還慫恿患者接受人工植牙。所有來院治牙的人都要接受X光的照相檢查，處心積慮地搜尋可以治療的牙齒。厚生勞動省和日本牙科醫師會必須對於這類問題加以研究。

有人聲稱牙醫過剩，其實，過剩的是那些只顧拔牙磨牙的牙醫。而那些爭取牙齒經久耐用，為患者利益著想的牙醫遠遠不夠。在現行的健康保險制度下，與蛀牙的數量相比處於明顯過剩狀態的牙醫，牙磨得越狠，收入也就越高。這也是人之常情。但是，對於這種現狀的無限延續，對於所有的百歲老人牙齒將被拔光的警告，我們不能置若罔聞。我們從中發現我日本的健康保險制度已經走上了絕路，有待創新觀念，重建一個與促進健康的概念（health-oriented concept）接軌的體制，形成一個鼓勵一線工作的醫療工作者為保持和促進國民健康作出貢獻的醫療保險體系。

「不拔、不磨、不切」說起來動聽，緊接著也許就會遇到「牙醫靠什麼謀生」的問題。現行的醫療保險實際上是論件計酬，磨牙多少錢、拔牙多少錢、鑲牙多少錢。如果採取不拔、不磨、不切的牙科醫療手段，將沒有保險收入可言。只要牙還在，他們就磨牙不止，拔牙不止，最後是鑲牙不止。牙醫的收入有了保證，而醫療費用則無限膨脹，最後遭殃的還是國民的牙齒。

如今，一種叫做統籌醫療的制度正在引進，這個針對一種疾病付給定額報酬的制度是，如果能夠施以最少的處置將病治癒，醫生的收入等於有了實質性的增加；因久治不癒而需要反復治療，經濟效益反而下降。英國的牙科醫療保險制度採取的是「論人頭」的制度，牙醫的收入與居民登記求治的人數掛鉤。居民可以到自己喜歡的牙醫那裡登記，也可以在幾年之後變更自己登記的醫生。對於牙醫來說，磨與不磨，收入都一樣，給病人帶來的好處是牙能不磨則不磨。登記在自己名下的患者越多，自己的收入也就越豐厚。英國的這種制度所帶來的弊端是治療上的消極怠工，造成本來必須治療的牙齒，牙醫卻視而不見。另有牙醫故意讓那些沒有蛀牙的人也到自己這裡登記，這種做法在英國俗稱Cherry-picking（編註：意指專挑對自己有利的事。）

這種論人頭的制度有利於政府抑制醫療費的膨脹。但是，出現在牙醫身上的問題是治療越是失敗，工作量越是增加。同時，與牙科醫療合作的公司也肯定會出現產品滯銷的情況。只是現在的日本牙科醫療界被認為是「夕陽產業」，恐怕難以導入英國「論人頭」的制度。

牙科醫學教育

在二次大戰以前，日本就有了培養牙醫的專科學校，其教學制度接近於師傅帶徒弟的型態。其後雖然升格為大學，但是作為學問進行研究的歷史並不長，醫學系的教師執教基礎牙科醫學的專業自行發展。臨床系的教授多為只具有專科學歷的人，有能力進行科學研究的人為數不多。從牙科專業或者牙科系畢業的學生幾乎全都走進臨床系的教室，師從畢業於專科學校的教授。

迄今為止的牙科醫學教育，以稱為「臨床三科」的牙齒護理科、修復科和口腔外科為主展開治療。牙齒護理科的治療範圍是磨去蛀牙部分，用金屬、陶瓷或樹脂修補、填充牙齒的缺陷，或者抽掉牙神經。隨著蛀牙的減少，正在朝預防蛀牙和審美牙科⑪方面拓展業務。最近，牙周病科從牙齒護理科裡獨立出來，分擔牙周病的治療與預防。牙齒修復科主要治療牙齒明顯破損和無牙部位的修復，在臨床上製作金屬牙套、製作牙橋和鑲牙。口腔外科的範圍是拔牙、治療癌症和處置外傷。另外，現在開始醞釀成立的植牙科，在齒槽骨上埋入人工植體，待骨頭將植體緊緊包圍後，在植體上製作假牙。其他還有把牙齒排列整齊的矯正科、專門為兒童設立的小兒牙科、以身障者為主的身障者牙科，以及以疾患預防為目的的預防牙科等。

這些診療科皆是因為有疾患需求才成立的。疾患不在，其存在價值就減半。醫學研究的目的是消除疾患。如果我們將這種理念發揮到極致的話，以徹底消滅疾患的目的，讓蛀牙不復存在，其結果，牙齒也就拔光了。牙周病治好了，可人人都是滿口假牙，這豈不是本末倒置了嗎？

20年前的某牙科雜誌上曾刊登過一張照片，介紹一個下顎被拔除近10顆牙齒，並在齒槽骨上植牙的個案。然後又連篇累牘地介紹過類似案例，讓牙醫歎為觀止，自己也禁不住躍躍欲試。在牙醫進修班的講師裡也有不少人這麼做。大家關心的不是患者的咀嚼功能恢復程度，也不管這些牙是否經久耐用。

所費不貲的植牙工程不得不拔去牙齒，拔去牙齒後的缺牙必須補上人工植牙。咬牙模的時候需要精細的材料，做出來的假牙也十分逼真。健康保險又不給付，僅下顎的植牙支出就達兩百萬日元之多，上下兩排則是四百萬。這樣的患者如果一年有30個，經濟收入就不成問題了。無需動用健康保險，又不受國家政策法規的約束，這對牙醫來說是踏破鐵鞋也無處尋的好事。

傳統的牙科醫療採取「有病治病，沒病防病（disease-oriented concept）」的概念。如果從治療優先的觀點出發，過剩的牙醫必然帶來過剩的牙科診療。最近的牙科醫學教育，開始注重旨在促進健康的牙科醫學理念。如今應當提

⑪**【審美牙科】**為美觀牙齒而設的牙科，如漂白牙齒、調整大小、美化牙齒排列等。

倡的是，作為一名牙醫應當如何保持和增進就診患者的健康，也就是應當把考慮問題的出發點置於保持和增進國民健康上，即所謂「促進健康的概念」（health-oriented concept）。在增進健康的牙科醫學上，一些有覺悟的牙醫正在摒棄亂磨牙，力爭不拔牙，認真鑽研不切牙齦的治療方法。

－人物介紹－

高木健吉醫生

我大學畢業在廣島大學當了一年的助手，然後到高木健吉先生的診所打工，替人看病。高木先生是日本牙科醫師會副會長，所以每週二都要去東京出差。當時沒有新幹線，年逾花甲的高木先生每個週一晚上乘坐臥鋪特快列車「朝風號」去，週二晚上原路返回。週三一早準時走進診室。

高木先生為創建廣島大學齒學部而四處奔走。高木先生嗜好飲酒，時常邀我小酌。 有一次，我問高木先生：「您為什麼要不遺餘力地創辦齒學部，培養自己將來的競爭對手呢？」高木先生回答：「你和我一起常到皆實高中（廣島縣立皆實高級中學）出診，前後也有好幾年了吧。你不覺得現在高中生的口腔乾淨多了嗎？正是因為成立了許多齒學部，他們的口腔才變衛生。」這位高木先生不是為了賺錢才做牙醫的，他為的是讓高中生的口腔更乾淨。他經常教導我們：「牙醫的職責就是讓高中生的口腔更加衛生。」

考上大學以後，我立志要當一名出色的牙醫。所謂出色的牙醫，就是無論何時何地都能做到義不容辭地替人看病，態度和藹、舉止親切、受人歡迎的牙醫。但是，經過6年的大學生活，在與同學的交往過程中，我頭腦裡也滋生了當牙醫賺大錢的思想。由此可見，許多牙醫參加工作後滿腦子想的全是怎麼賺錢。大學培養的是牙醫，至於如何當好牙醫的教育卻印象不深。高木先生儘管已經年逾花甲，可是為了讓國民的口腔更衛生，仍然堅持在每個星期二乘夜行列車趕往東京，三年間在廣島和東京之間往返奔波。有句話說得好：「留財為下，留名為中，留人為上。」高木先生把這些傳承給身為牙醫的我，因此我也希望能傳承給後人。

02 牙科醫院的選擇方法

讓患者滿意的牙醫

在牙科醫院的選擇上，應該首選能夠為自己保留自然牙齒的醫院，要特別小心那種在花言巧語中，把不疼不癢的牙齒磨去的牙醫，設法迴避那些動不動就要拔牙的牙醫，還要警惕那種張嘴便是錢的牙科醫師。

在牙體復形學與牙周病學中，列有許多拔牙的適應症。但是，把牙齒保住是牙齒治療的目的，所以，成功的牙齒治療是不該把牙拔掉的。拔牙意味著牙齒治療的失敗。牙醫準備為患者拔牙的時候，等於向患者宣佈，自己對這次的治療已經無計可施。當牙醫勸你把牙拔掉的時候，你最好還是另找醫生看看。

岡山大學齒學部的畢業生經常到教授室找我。他們中間的大多數從齒學部畢業後成為個體執業醫生。因此，他們對牙科醫療的現狀疑慮重重。有個同學對我說：「老師，我和那位醫生根本無法共事！他動不動就給患者磨牙，人家的牙他說拔就拔。而且患者們個個唯命是從。」我回答說：「只要你堅持自己認為正確的做法，就可以了。」可是，如果這位同學真的這麼做了，很快就會被人家炒魷魚。這件事情透過同學會很快傳得沸沸揚揚，他在當地再也謀不到就業機會。沒有辦法，年紀輕輕的，只好當個開業醫生了。

舉個極端的例子。有位牙醫把能夠使用的牙齒重新修補，使用的填充材料是汞合金。汞合金是由水銀和其他金屬合成的，通常將其填充到牙齒裡。可是，有人指出水銀含在嘴裡有危險，結果引起一番爭論。美國的牙科醫師會和日本政府部門的結論是，汞合金填充到牙齒內，雖然對人體不構成威脅，但還是以盡量不使用為原則。

然而，汞合金被排除以後，牙科治療上開始流行把填充物更換為樹脂等其他材料的做法，這對於日本的牙醫來說簡直如魚得水。患者減少了，而樹脂填充的利潤卻相當可觀，而且還有了「去除有毒的水銀」這麼一個冠冕堂皇的理由。另外，樹脂材料生產廠家的業務量也隨之擴大，皆大歡喜。對於患者來說，磨磨牙齒既不疼也不癢，破財免災，殊不知，新型的樹脂填充材料卻沒有那麼長的壽命。

總而言之，接受牙齒治療時，要選擇「以不拔、不磨、不切牙齦為原則」的牙醫。在牙周病的治療上，牙醫準備採取拔牙手段時的判斷標準是，X光的片子上觀察到齒槽骨被嚴重吸收和牙齒嚴重鬆動。當醫生僅憑一張片子就要拔牙時，患者應當及時制止。一直使用至今的牙齒為什麼非要拔掉不可？如果醫生回答說是因為牙齒鬆動嚴重，這時候，我希望患者們能夠想到「牙籤法」，它可以幫助你改善牙齒的鬆動狀況。施加10公克的力量便可搖動的牙齒，完全可以恢復到承受60公克力量的程度。拔牙以後，通常要考慮是做活動假牙，還是鑲牙橋的問題。鑲牙橋需要將兩側的牙齒磨小，而牙齒磨過後所承受的負擔相當於沒磨以前的1.5倍，將來大多數的牙都需要反復治療或者拔掉。而可以摘取的活動假牙雖然對左鄰右舍的負擔較小，但是咬斷東西的能力幾乎沒有。不如使用粘合劑，把鬆動的牙齒固定在左右兩顆牙的中間，這麼一來，這顆牙比以前更加耐用。

成功在即

醫生和牙醫對患者的接觸方式都漸漸發生了變化。大家應該還記得過去那個牙醫奇缺的年月，母親把孩子帶到牙醫那裡看牙，孩子不願意，哭哭啼啼，牙醫數落道：「又哭又鬧的孩子不看！都怪母親沒有管好，管好了再帶來！」當時牙科醫院很少，家長對醫生的態度敢怒不敢言。在醫務人員中，「唯我獨尊」的作風十分普遍。「我是醫療專家，我一定是對的，所以你必須老老實實聽我的。」在患者面前儼然是一位態度威嚴的父親。患者不用當場繳費，而是到了盂蘭盆節或者春節的時候再給醫生送禮。現在的醫療費有健康保險代為支付，用的是國民的預付款，不再是以前免費看病的時代。所以，醫療的主導權不再是醫務人員，變成了患者，醫療走上了社會化道路，迎來了患者本人參與醫療管理，發表意見，自主選擇治療方案的時代。

「右上邊的智齒應該拔掉了，你看行嗎？」
「我有點害怕，非拔不可嗎？」
「因為這顆牙除了礙事，沒有別的用處。」
「如果還是拔了比較好，那就拜託您拔了吧。不疼嗎？」
「給你打麻藥，一點兒都不疼。」

最近有報告指出，拔掉智齒的人多患有顎關節症。下排的智齒發炎疼痛，或者張不開嘴，或者呑嚥食物時疼得難受。有人曾經認為，為了使拔掉智齒後不要出現上述症狀，應當趁身體健壯時儘早拔掉。但是，人們漸漸發現保留智齒，一旦出現意外的時候還能夠派上用場，尚且透過刷牙也可以治癒牙齦發炎。於是，目前出現了不拔智齒的趨勢，還有人正在研究用智齒代替人工牙進行移植的治療方法。

「這顆牙就剩下牙根了，拔掉吧。」

「能不能在牙根上接上假牙呢？」

「一直到牙齦底下都成了蛀牙，即便做了，也用不了多久。」

「那就請您看著辦吧。」

既然有牙根，說明槽骨還在，牙齦也在，牙根膜（牙齒與槽骨之間的組織）也在。牙根膜上有機械性刺激感受器，咀嚼食物時的感覺可以傳遞到大腦，一旦拔掉牙根，齒槽骨將被吸收，牙根膜也沒了，其下的顎部只剩下骨骼和粘膜，鑲牙後結果也很不理想。更重要的是失去了機械性刺激感受器，咀嚼食物的感覺蕩然無存，咀嚼時舌頭和臉頰內側常因錯位，結果就是常常咬到舌頭或臉頰。

再者，由於來自機械性刺激感受的刺激無法傳遞到大腦，大腦將漸漸萎縮。我們發現剛出生的白鼠在拔去左側牙齒後，失去了對大腦的刺激，結果右腦發育遲緩。左邊的牙齒影響到右腦，因為大腦神經是交叉錯位的，而且，拔去牙齒的白鼠模仿能力明顯下降。鑲有全套假牙的人多患有失智症，猜測也與來自機械性刺激感受器的電流刺激消失有關。

「這顆牙，還是拔掉吧。」

「能不能設法不拔呢？預防牙科的醫生讓我保住。」

「預防牙科的醫師不論青紅皂白，一律要求保住，留著它有好處也有壞處。」

把牙保留下來有什麼壞處呢？想想看，鑲牙並不能徹底恢復牙齒功能，嘴裡含著一個異物，機械性刺激也沒有了，相比之下拔牙的壞處實在太多了。

牙齒去留的決定權掌屋在患者手裡，這叫做患者的自我決定權。醫務人員有義務毫無保留地向患者提供全部資訊，將現有的幾套治療方案及其治癒的概率原原本本地告訴患者，請患者自己作出決定，這個過程叫作醫療判斷分析。最近，這種作法與實證醫學（Evidence-basd Medicine, EBM）一併剛剛開始流行。今後，在填充物的壽命有多長、牙齒功能能夠恢復到何種程度之類的問題上，我希望患者應當在問清楚之後，心悅誠服地接受治療。

「我吃東西時怕冰。」

「那是因為牙齒的琺瑯質被刮掉，露出了象牙質，外界的刺激直接傳到了牙髓。當然怕涼了。」

這是患者在請醫生幫助治療牙齒怕涼的症狀。如果牙醫無能為力，也不要採取磨牙的辦法。

人工植牙開始推廣以來，牙醫指出患者患了蛀牙需要治療的時候，患者應當學會提問。比方說，如果不治療結果會怎麼樣、有沒有不用治療也能長久保留的方法、就這麼下去還能保留多久等。聰明的患者會應當反復權衡利弊，看看自己能否接受牙醫的建議。如果不能接受，不妨換一家醫院，按照自己的思路接受治療。

人們的刷牙方式有誤」來加以解釋，是站不住腳的。而「刷」和「會刷」是兩碼事的說法，也顯得虛弱無力。

蛀牙的成因是大量攝入糖類食品致使變形鏈球菌肆意蔓延，利用糖類製造有機酸，有機酸腐蝕牙齒的琺瑯質。進入明治時期以後，砂糖大量進口，蛀牙開始增加，二次大戰前的昭和初期，在砂、糖進口減少的同時，蛀牙也開始減少。戰後，隨著砂糖進口量的增加，蛀牙又開始抬頭。到了上世紀九十年代後期，含氟牙膏普及，受其影響，蛀牙減少。對日本的蛀牙消長作出如此解釋，令人心服口服。這種例子在國外也可以見到。

牙周病的預防和治療也是同樣道理。只靠刷牙，去除牙菌斑、牙結石還是會復發，這種方法是不完整的。既然牙齦細胞可以阻止牙周病原菌的入侵，不妨可以採用啟動牙齦細胞的方法。這就是「牙籤法」。

所謂實證醫療，其形成過程應該是以事實為基礎進行論證，得出結論，經過批判式的深思熟慮，然後應用到臨床治療，最後進行評估。

－小常識－
實證醫學（EBM）

實證醫學（evidence-basd medicine, EBM）從 1995 年前後開始流行。以前的醫療都是按照醫療權威的意見辯證施治。到大學附屬醫院就診，首先由年輕醫生出面為患者檢查，然後是副教授（以前叫助手）的醫生聽取年輕醫生的病情説明。副教授給年輕醫生下達各種指示。

住院後，這才輪到教授前來巡診。副教授神情緊張，唯教授馬首是瞻，看教授指示行事。如果教授診斷有誤，治療將一錯再錯。因為教授的經驗，副教授是不可逾越。這就是「以醫療權威為基礎」的治療作風。但是，憑藉個人經驗和感覺並不能完全把握所有疾病。教授也有自己不懂的疾病及其治療方法。出於對這種醫療上不確定性的反省，講求科學，爭取以事實為基礎的醫療思潮應運而生。這就是實證醫學。例如有句話：預防蛀牙從刷牙做起。這個普遍的説法源自牙科界權威的宣傳，從明治時期説到現在，其實並沒有事實依據。在我們國家，蛀牙在昭和初期以前一直呈增加趨勢，其後到二次大戰結束不久，開始減少，後來到了二〇〇〇年前後再次出現增加局面。而現在又呈現出急劇減少的傾向。顯然，這種蛀牙的增減現象，用「蛀牙劇增一定是

後記

我在德克薩斯大學擔任博士後研究員的時候，同事們都叫我 Tatsuo（達夫），有時也叫我 Dr. Watanabe（渡邊）。在美國取得博士學位的人叫 doctor，而醫生、牙醫也叫 doctor。順道一提，英國的牙醫叫 Mr.。有一次，一位研究生問我：「You are a scientist.」（您是科學家吧？）我雖然也有牙科博士的學位，可我從來沒有想過自己是什麼科學家。想想看，自己在大學研究室裡身穿白衣，一臉唯我獨尊的表情，讓人看起來也許像是個科學家。那好，我就當個科學家吧。往牙醫的方向發展，不懂牙學是不行的。既然當了科學家，不懂科學是不對的。於是，我開始學習什麼是科學了。

我翻閱了各種書籍，查看了不少辭典，沒有完全吻合的解釋。小室直樹（一九三二年生，社會學家）在《我的知性生產之技術》一書中寫道：「科學是理論與驗證的結合體」，「理論是完整的理論，驗證是有步驟的全面驗證」。先生所言極是，但我當時沒能完全理解。還有，利根川進（一九三二年生，諾貝爾醫學生理學獲獎者）在國立大學健康管理中心發行的《愛滋病手冊》裡的對話中指出：「當我作為一名科學家來思考事物的時候，以事實為基礎，概括出理論，作出結論。」讀完這些文字，我相信自己也能夠掌握這個以事實為基礎，概括出理論，作出結論的方法。再者，一九八〇年日本學術會議發表的《科學家憲章》裡寫道：「科學是以合理與驗證為宗旨，探求真理，並且通過其成果的應用造福人類。」如果以事實為基礎，概括出理論，作出結論，而且這個結論又經得起驗證，造福人類的話，就可以認為是科學。

我成為大學教授以後有過這麼一件事。有位老教授對我說：「渡邊君，闡述自己的觀點時一定要更加科學一些。」經他這麼一說，我有口難辯。這等於在說我的闡述是幼稚可笑的，不成體統。於是，我問：「老師，您所說的科學指的是什麼呢？」老師回答說：「連這個問題也問，自己去學吧！」不肯告訴我。條條大路通羅馬，我決定還是走自己的路。

我把自己信得過的科學手段應用到牙科醫學後，卻無可奈何地承認那些所謂人之常情的做法是不正確的，蛀牙和牙周病的治療方法也不像想像中那麼合理。我和其他研究人員交換意見，可是他們的最終目的只有一個，就是消滅疾病，很少有人關心治療後的問題。

其他醫學也是這個道理，許多研究都把疾病的存在作為原點，把消除疾病奉為主要目的，並且美其名為「考量疾病的基本理論（disease-oriented concept）」。這種做法也無可非議，為造福人類生活做出了重大貢獻。但是，人們需要的醫學研究應當以健康為原點，稱之為「促進健康的概念（health-oriented concept）。為了保持和增進每個人的健康，作為醫生、作為一個牙醫，我們應當不斷地思考自己能夠做些什麼？於是，我發覺在大學裡學到的治療法有脫離實際的地方。在醫學研究的發展過程中，牙科醫學沒有把全部精力投入到保持和增進人們的健康上，而是以解決疼痛、消除疾患為目的發展而來的。今後的牙科醫療必須利用先進的知識和技術，為保持和增進人們的健康貢獻力量。

我們希望牙醫們不斷增強改革意識，同時也希望廣大患者密切配合。當牙醫們聞過則喜，積極行動起來的時候，他們對患者的呼聲也就更為敏感，牙醫之間互相切磋，比起他們聆聽大學老師的講演更能收到立竿見影的效果。總之，改變牙科醫療的現狀需要大家的團結合作。

感謝您把本書看到了最後一頁。在本書撰寫過程中，承蒙「祝您口腔健康網」的草野靖彥先生、環境問題專家石澤清史先生、資源再生文化社的小林力社長的鼓勵，在此表示由衷的感謝。

參考書目

• 鹿島和夫編，《續一年級一班老師》，理論社，一九八四
• J. Woodforde 著（森隆譯），《義齒的歷史趣聞》，口腔保健協會，一九八七
• 迫田綾子著，《護士聽到的百位鑲牙人的苦樂人生》，砂書房，一九九四
• 西嶋克己主編，《牙齒與口腔的最新健康法》，山陽新聞社，一九九五
• 迫田綾子著，《輝姬的義齒砂書房》，一九九六
• 江藤一洋編，《齒的健康學》，岩波書屋，二〇〇四
• 齋藤滋著，《咀嚼吃飯被遺忘的最好的健康法》，日本放送出版協會，二〇〇五
• 船越正也著，《飲食與教育用咀嚼和大腦來思考》，口腔保健協會，二〇〇七

Dr. Me健康系列 150

終結牙周病：牙籤式刷牙法，邁向不用拔牙、不必磨牙、不切除牙齦的目標

抜くな　削るな　切るな　つまようじ法で歯も体も健康

作　　者／渡邊達夫
編　　譯／嘉義市牙醫師公會 牙籤法編輯小組
責任編輯／潘玉女

行銷企畫／洪沛澤
行銷經理／王維君
業務經理／羅越華
副總編輯／潘玉女
總 編 輯／林小鈴
發 行 人／何飛鵬
出　　版／原水文化
台北市民生東路二段 141 號 8 樓
電話：（02）2500-7008　傳真：（02）2502-7676
E-mail：H2O@cite.com.tw　部落格：http://citeh2o.pixnet.net/blog/
發　　行／英屬蓋曼群島商家庭傳媒股份有限公司城邦分公司
台北市中山區民生東路二段 141 號 11 樓
書虫客服服務專線：02-25007718；25007719
24 小時傳真專線：02-25001990；25001991
服務時間：週一至週五上午 09:30 ～ 12:00；下午 13:30 ～ 17:00
讀者服務信箱：service@readingclub.com.tw
劃撥帳號／ 19863813；戶名：書虫股份有限公司
香港發行／城邦（香港）出版集團有限公司
香港灣仔駱克道 193 號東超商業中心 1 樓
電話：(852)2508-6231　傳真：(852)2578-9337
電郵：hkcite@biznetvigator.com
馬新發行／城邦（馬新）出版集團
41, Jalan Radin Anum, Bandar Baru Sri Petaling,
57000 Kuala Lumpur, Malaysia.
電話：(603) 90578822　傳真：(603) 90576622
電郵：cite@cite.com.my

美術設計／劉麗雪
內頁排版／陳喬尹
製版印刷／卡樂彩色製版印刷有限公司
初　　版／ 2016 年 3 月 17 日
定　　價／ 320 元

ISBN　978-986-5853-97-6

國家圖書館出版品預行編目資料

終結牙周病：牙籤式刷牙法，邁向不用拔牙、不必磨牙、不切除牙齦的目標／渡邊達夫著；嘉義市牙醫師公會牙籤法編輯小組編譯 . -- 初版 . -- 臺北市：原水文化出版：家庭傳媒城邦分公司發行 , 2016.03

面；　公分 . --（Dr.Me 健康系列；150）

譯自：つまようじ法で　も体も健康：くな削るな切るな

ISBN 978-986-5853-97-6（平裝）

1. 牙科　2. 口腔衛生　3. 保健常識

416.9951　　105003591

牙籤式刷牙法簡介

您知道嗎？根據國健署二〇〇八年之調查，台灣18歲以上之成人有牙周病（包含牙齦出血與牙周囊袋）的罹患率高達99.2％！牙周病將造成口臭、牙肉紅腫、流血、疼痛、化膿、牙齒移位、掉牙，甚至可能導致心血管疾病及大腦退化。

預防或改善牙周病最可靠的方法，就是徹底清潔口腔！

牙籤式刷牙法，也稱「牙籤法」，是由日本岡山大學齒學博士——渡邊達夫教授發明，專為牙周病患者所設計，特殊的刷牙方式可以簡單的清除牙菌斑，特別是一般不好清潔的牙縫部位，進而強化牙齦，增強抵抗牙周病的能力。

「牙籤法」顧名思義，就是像牙籤一樣，把牙刷上的刷毛當作牙籤來使用。所以刷牙時的動作有別於一般橫刷的方式，而是把刷毛戳進牙縫為主要概念。

特殊設計的刷毛排列，使牙籤式刷牙法的動作更易達到效果。

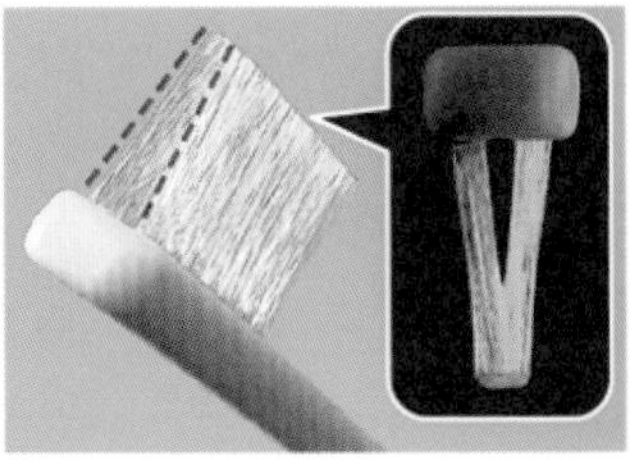

◆ 牙籤法專用牙刷，日本製造，在日本累積銷售超過3400萬支。
經過研究，軟硬適中的刷毛，能刺激牙齦細胞生長，強化牙齦對細菌的抵抗力。（Tomofuji et al., J. Periodontol. 73, 1149, 2002.）

圖解說明

1. **前牙：**刷毛順著牙齒生長方向，刷下排牙齒時由下往上往內戳（圖1），刷上排時由上往下往內戳（圖2），刷毛要穿進牙縫間（圖3、圖4）。

2. **後牙：**牙刷水平向牙齒移動，讓刷毛戳進牙縫。（圖5、圖6）

3. **裡側：**別忘了也要由裡向外刷。

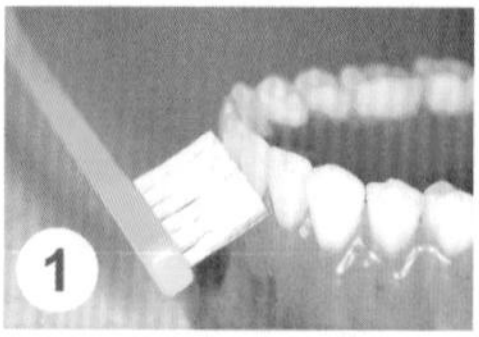

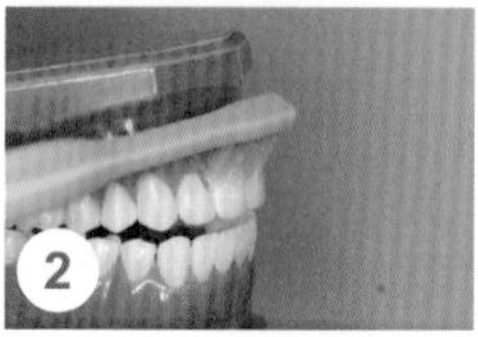

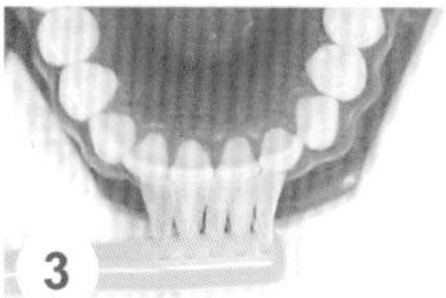

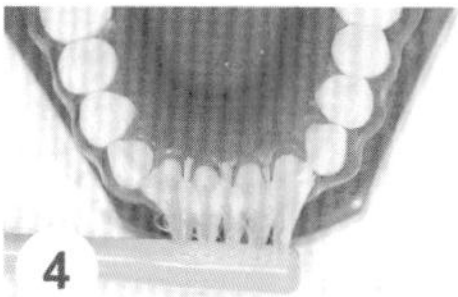

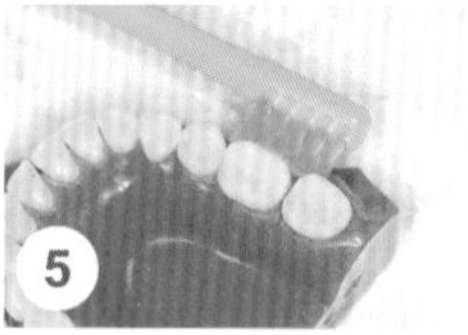

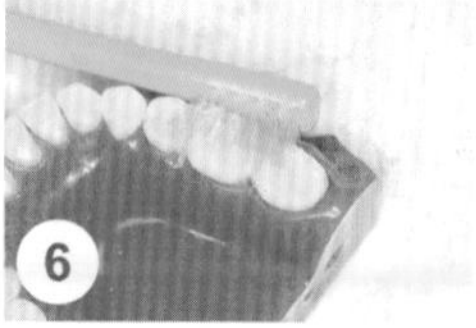

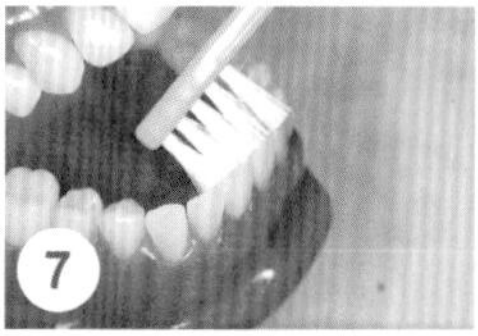

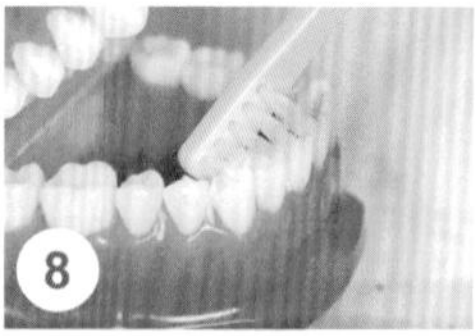

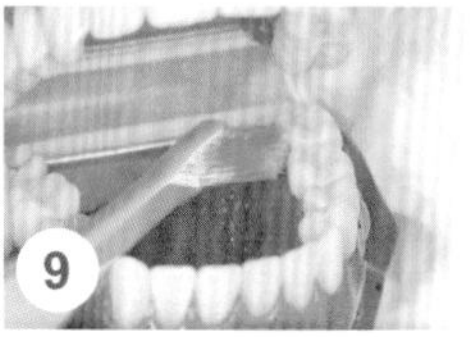

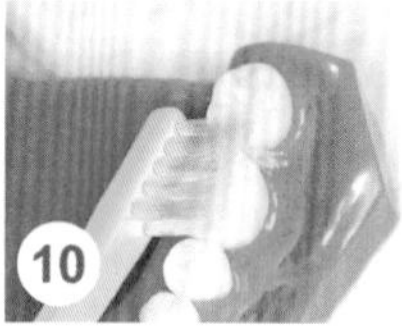

4. 每區約2至3顆的範圍，戳約10至20下，裡外都要戳。

5. 刷完牙刷洗淨甩乾後，記得放回保護套，讓刷毛恢復位置，延長牙刷的使用期限。（見左圖）

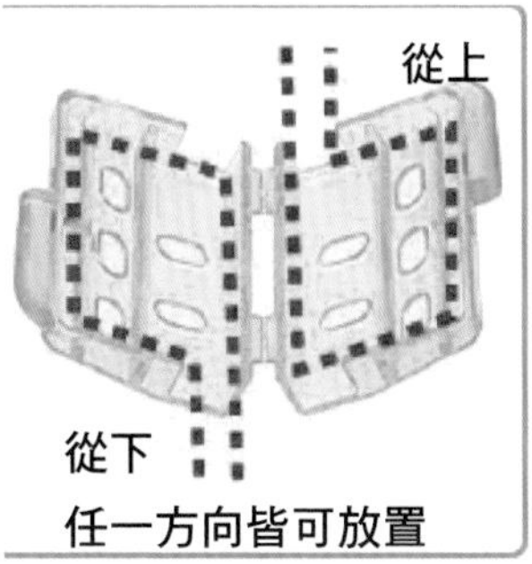

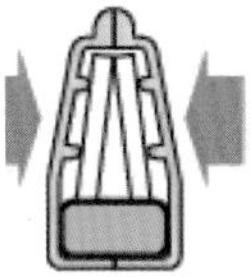

牙刷保護套兩側的突起可以防止刷頭散開，延長牙刷使用期限，並便於攜帶。

相關網站

上網搜尋「牙籤法」，「牙籤式刷牙法」

- 示範影片：https://www.youtube.com/watch?v=tWJl6f83T08
- 台灣網站：http://www.eurotide.com.tw/p-brush.html
- FB粉絲頁：https://www.facebook.com/pmjv7/
- 日本原文網站：http://www.pmjv7.co.jp/

Q：要用牙膏嗎？

A：當然，牙膏裡面的氟化物可以防止蛀牙，當然要用。最好就是以含氟牙膏擠上牙籤法牙刷，先將牙膏塗滿所有牙齒表面，包括咬合面，之後再用牙籤法一區一區，裡裡外外的將整個口腔戳乾淨。

Q：刷牙流血正常嗎？

A：牙齦發炎的狀況下，刷牙是會流血的，認真刷乾淨，幾天後就不會再流血了。強烈建議，每半年應至牙醫診所定期檢查洗牙，若您已經超過半年未洗牙，應先至牙醫診所檢查洗牙，若有牙周病的現象需治療牙周病，並配合牙籤法刷牙。

Q：這樣戳牙縫，牙縫不會變大嗎？

A：牙齦在發炎狀態下，牙肉呈現紅腫易流血的現象。當確實刷乾淨後，發炎會逐漸消失，因發炎而腫大的牙肉也會慢慢消腫，會有牙縫變大的感覺，但這並不是萎縮，而是呈現結實健康的牙齦，持續刷，並不會使牙縫再變大。

Q：所有人都適合牙籤式刷牙法嗎？

A：其實所有年紀都適合，不過對於牙縫緊密的人而言，因為牙縫很密，牙籤法不易操作，因此建議牙縫較大者使用。雖然小朋友可用小頭型牙籤式牙刷，不過基本上牙籤法牙刷的目標族群仍是有牙周病隱憂的成人，小朋友仍建議使用貝氏刷牙法及牙刷較佳。